CARE

Good Care ,
Good Living

CARE
Good Care ,
Good Living

CARE
Good Care ,
Good Living

CARE
Good Care ,
Good Living

CARE
Good Care ,
Good Living

care 40

您的肩膀，50歲了嗎

作　　者：詹瑞棋／王嘉琪／李思慧
插　　畫：小瓶仔
責任編輯：劉鈴慧
美術設計：張士勇
封面設計：張士勇
校　　對：陳佩伶
法律顧問：全理法律事務所董安丹律師
出 版 者：大塊文化出版股份有限公司
　　　　　臺北市10550南京東路四段25號11樓
　　　　　www.locuspublishing.com
讀者服務專線：0800-006689
TEL：(02) 87123898　FAX：(02) 87123897
郵撥帳號：18955675
戶　　名：大塊文化出版股份有限公司
版權所有　翻印必究

總 經 銷：大和書報圖書股份有限公司
地　　址：新北市新莊區五股工業區五工五路2號
　　　　　TEL：(02) 89902588 (代表號)　FAX：(02) 22901658
製　　版：瑞豐實業股份有限公司
初版一刷：2015 年 12 月
定　　價：新台幣 350 元
ISBN：978-986-213-674-4
Printed in Taiwan

您的肩膀，50歲了嗎

作者：詹瑞棋／王嘉琪／李思慧

目錄

序

懂得如何照顧好肩膀
就懂得照顧好身體

詹瑞棋 / 臺北榮總復健醫學部主治醫師

　　萬物是宇宙的一部分；人類是萬物的一部分；個人是人類的一部分；肩膀是人體的一部分，當我們把肩膀也視為一個獨立的單位時，就能夠用比較尊重、比較客觀的態度去看待它。

　　反過來說，一個細胞可以包含了整個人體乃至宇宙的道理，懂得如何照顧好肩膀，就會懂得照顧好身體，進而齊家治國平天下。心靈是管理身體各個部位（小家庭）的大家長，我們會希望知道肩膀這個家庭的成員（解剖）、各個成員負責的工作（功能）、以及成員出問題時會看到的跡象（症狀），於是便知道怎麼去號召各界援助（就醫治療，大部分是自我療癒），並且協助家庭重新進入軌道（運動、預防）。本書便是以肩膀這個忙碌的單位，可能出的狀況作為引子，希望讓作為身體大家長的讀者朋友們，

能夠深入了解如何用正確的態度去關懷我們心愛的身體各個成員。

敝人並不是肩膀疾病的專家，所以邀請了王嘉琪、李思慧兩位對肩膀學有專精的醫師（我們三個人都患過本書所敘述的泛稱的五十肩），共同以醫師又是過來人的身分撰寫本書，結合患者跟醫者的角度，來為肩膀這個辛勤的小家庭編一冊傳記，希望能以本書作為幫助病人與醫療服務者溝通的基礎，共同來克服肩膀疾病所帶來的不便，並且盡量遠離病痛的後續糾纏。

書內有些地方沒有辦法很明確的交代細節，主要是因為每位病人都可能是獨一無二的案例，在設計治療或是運動時必須考量到整個身體狀況、病程進展，以及客觀環境配合的情形，所以如果有需要的話，還是建議向醫師及治療人員諮詢。

祝福大家知道這本書，但是不需要用到這本書！

與醫師及治療師充分配合 一定能戰勝肩痛

王嘉琪／臺北榮總復健醫學部主治醫師

肩部疼痛是門診病患非常常見的疼痛部位，許多人肩部疼痛反反覆覆，好了一段時間，又再復發。有些病患反映，我做復健一段時間了但是都沒有效，我常問病患，你做了哪些復健，答案常常只是熱敷、電療或超音波等儀器治療。

其實，不是復健沒有效，而是病患沒有接受完整的復健，大部分的民眾都忽略了適當的復健運動這一部分，而這適當的運動，不是我們常說的跑步、游泳這種全身性運動，而是指針對肩關節合適的運動。

事實上儀器治療，每一家醫療院所都大同小異，去哪裡接受這些儀器治療效果都差不多，重點在於正確的診斷肩部疼痛的原因，找出原因，給予適當的運動治療，以及在適當的時間點，給予合適的注射治療，才是決定治療成

功與否的關鍵。

　　在正確的診斷肩部疼痛的這部分，由於超音波儀器解像力的進步，大大的幫助醫師在肩痛的診斷，除了幫助診斷，在超音波導引下進行注射，能更準確地將藥物注射至病灶處；配合適當的選擇注射的藥物，能夠提高治療的成功率。而運動治療這部分，病人的配合占了非常重要的角色，如果醫師、治療師都已經教導正確的復健運動，但是病人三天打魚，兩天曬網，效果當然有限，而且很有可能因為不熟悉運動而做錯運動。在這裡要提醒患有肩痛的讀者朋友：

　　一定要積極尋求正規且專業的治療，與醫師及物理治療師充分的溝通及配合，相信一定能戰勝肩痛。

親自走過五十肩復健之路後

李思慧 / 臺北榮總復健醫學部主治醫師

　　我，不到五十歲，一次肩部意外受傷的情況之下，親自體驗到什麼叫五十肩。

　　初起只是隱隱作痛，身為醫療人員，我知道復健的重要性，每天在心中都告訴自己要趕快去做復健，但是常常工作忙完後，已經都晚上九點後了，僅僅是一個星期兩次的療程，達成率不到50%。積著積著，有一天突然發現手伸起來居然碰不到耳朵，拿高架上的東西時突然劇痛！

　　「天啊，原來這就是五十肩的感覺，我的肩膀被冰凍了！」後悔之餘痛下決心，展開搶救肩膀大作戰。

　　採用多管齊下的方式，乖乖熱敷、電療、超音波治療，超音波導引施打玻尿酸……加上關節伸展運動，痛，慢慢下降，角度慢慢回來，但仍覺得上臂肌肉功能不夠，我知道肩關節功能要好，是必須架在核心肌群有力的基礎

之上，強逼著克服惰性，每天下班後梳洗休息一下，睡前再加碼核心肌群運動、肌耐力訓練，工作之餘也兼顧復健，耗時逾半年，終於漸入佳境。

這種復健的過程不親自走過，是無法體會其中的痛苦無聊；也無法體會在家練習運動治療對五十肩是這麼的重要——

如何讓無聊變有趣？如何在每個階段，病人都得到最適當的運動處方又不用擔心記不住？如何在家練習又可以確保動作正確？如何克服惰性常保運動的動機？如何兼顧復健與工作而不延誤病情……應該是每位五十肩患者的疑問與心聲。

這幾年北榮復健部不斷地努力，與醫工人員擦撞出火花，首創完全以復健醫學的角度出發，結合先進的穿戴裝置、網路科技、遊戲元素等等，打造了一個智慧醫療復健系統，這些疑問漸漸有了可解決的曙光。

在不久的將來，當這套「智慧醫療復健」系統推出之後，復健運動可以從醫療院所延續到家中，相信能幫助五十肩的患者輕鬆又有效地復健，早日恢復肩膀的健康！

楔子

一刻也不得閒的肩膀

人類演化成為萬物之靈，除了腦神經系統（主要是大腦皮質）大幅升級，成為具有可以思考運算、善用外物、群聚發展、追求真理等等超乎其他生物的軟體特性之外，屬於硬體設施的軀體，也做了一些改款，其中最明顯的進步，就是把四肢分為上肢的手以及下肢的腳，兩種截然不同的功能結構。人類憑藉著「雙手萬能」，一則照顧身體的吃、穿、衛生照護，再則操控所有周遭的活動，甚至於可以做出表達心意的動作，而連結靈巧的雙手以及核心軀體的關鍵地帶，就是肩膀。

當人類由四足行走轉變為站立走路時，肩膀的任務就由「負重、驅動」轉化為「指引、執行」，當然內部的零件配置也做了必要的更動，例如肩關節不需要負擔身體的

重量，所以肌肉大小就比下肢少了許多。

　　但是相對的，也增加了很多高階的導向需求，所以關節的活動角度就擴大很多，動作的準確度也提高很多。而肩關節的負荷模式，也由四足行動時的「擠壓」動作，變成了懸掛雙手的「拉扯」動作，因此造成了肩膀有其較為獨特的傷痛型態。

　　舉例來說，很少有人肩關節的肱骨頭（相當於髖關節的股骨頭），會因為負重而產生退化性關節炎或是長骨刺，但是肩膀關節周遭的肌肉、肌腱等組織，因為頻繁的動作產生的拉傷就十分常見。基本上，除了睡著了，全身公休之外，我們的肩膀可以說是一刻也不得閒，無論是應付基本的生活需求，或從事絕大部分的活動，尤其是在時下重度倚賴 3C 產品的時代，肩膀的不適更是日益普遍。

　　讀者朋友不妨留意一下，凡需要動到上肢的動作，都是由肩膀默默地提供支持，即使是靜靜坐著在看書、寫字或打字，肩膀也不停地支撐著上肢，讓我們的手能穩定地工作；或是當我們悠閒的在路上走著時，肩膀的肌肉也隨時在收縮微調，避免上肢被地心引力拉傷了（這種受傷情

形，常常出現在中風病人的癱瘓側肩膀上）。由此可以知道，肩膀在人體上是被高度使用的一個部位，同樣的也就可以知道，肩膀會是人體上經常會產生傷痛的部位。依照粗略的估計，一般人一生當中發生肩部病痛的比例，可能高達 60%，僅次於身體核心下背部疼痛的 80%。

　　肩膀就是這樣默默的辛苦操勞，直到被超負荷的折騰了，才以痠痛表態提出警告，且讓我們一起透過這本書，來認識和體貼肩膀；如果，您的肩膀已經發生了一些傷害，也請尋找正確的就醫途徑與療程，讓我們大家與肩膀，一生相知相惜，善盡其用。

第一章

肩關節是人體最忙的關節

肩膀哪些地方容易受傷

　　講到肩膀的受傷，就一定要先知道肩膀構造的一些醫學名詞，才能有比較好的醫病溝通，就先從名稱開始：

肩膀正面解剖圖↓

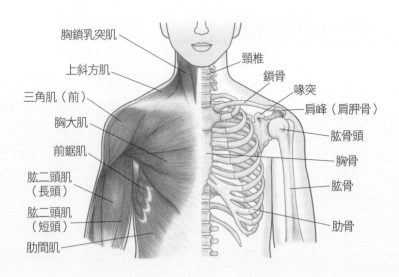

胸鎖乳突肌
上斜方肌
三角肌（前）
胸大肌
前鋸肌
肱二頭肌（長頭）
肱二頭肌（短頭）
肋間肌

頸椎
鎖骨
喙突
肩峰（肩胛骨）
肱骨頭
胸骨
肱骨
肋骨

肩膀背面淺部肌肉與骨骼解剖圖↓

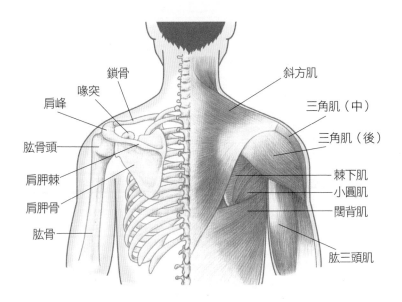

鎖骨　　　　　　　斜方肌

喙突

肩峰　　　　　　　三角肌（中）

　　　　　　　　　三角肌（後）

肱骨頭

　　　　　　　　　棘下肌
肩胛棘
　　　　　　　　　小圓肌
肩胛骨
　　　　　　　　　闊背肌

肱骨

　　　　　　　　　肱三頭肌

肩膀背面深部肌肉解剖圖↓

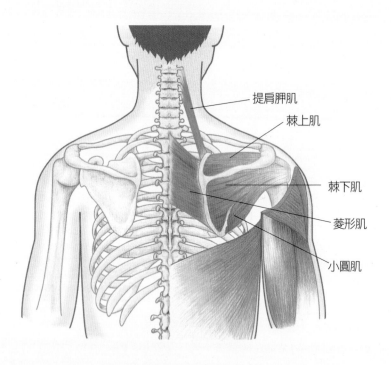

提肩胛肌

棘上肌

棘下肌

菱形肌

小圓肌

　　我們平常說的肩膀，其實是一個較為模糊的區域概念，比較沒有醫療乃至於法律上的準確性與正當性，所以常常會有病患說：「我的肩膀痛！」、「我是不是得了五十肩？」

　　但是醫生最後告訴病人的診斷卻常常是：「棘上肌腱撕裂傷」、「旋轉肌袖鈣化性肌腱炎」、「三角肌滑液囊炎」、「二頭肌肌腱水腫」、「肩峰鎖骨關節」……一些教人摸不著頭緒的醫學專有名詞，如果看病前先預習肩膀的解剖結構，那麼在跟醫師討論病情時，就比較不會發生雞同鴨講的尷尬情況了。

　　一般常說的肩膀大多指的是「肩關節部位」，也有部分指的是揹書包或背包的部位。實際看病時，醫師會依照解剖的角度來解說，肩膀可以細分為骨骼、關節、肌肉、神經、其他軟組織以及「路過」的血管以及淋巴等部分。

直接參與構成骨架的骨骼

肩胛骨

俗稱飯匙骨，因為看起來像盛飯的工具。肩胛骨負責提供關節面（肩盂）給肱骨的圓頭滑動，周圍包覆著很多條肌肉和韌帶；肩盂前面外上方則延伸為突出的喙突，喙突有韌帶分別連接肩峰（喙峰韌帶）和鎖骨（喙嘴韌帶）。肩胛骨藉著後上方的肩峰跟鎖骨連結到胸腔前方的胸骨（俗稱劍骨），並在上肢動作時藉著肌肉（前鋸肌）依附在胸腔後方的肋骨（排骨）群上使得上臂穩定。肩胛骨背面則有一塊突出的橫棘，當作上下兩塊肌肉（棘上肌與棘下肌）的隔間；橫棘的末端則在肩膀後外上方延伸變成肩峰，肩峰在肩關節的上方與鎖骨構成了肩峰鎖骨關節，加上往前下方走向的喙峰韌帶形成一個硬質通道（肩峰下腔）讓棘上肌通過，但也變成了產生夾擊、狹窄及撕裂肌腱的危險地帶。

鎖骨

俗稱「琵琶骨」，金庸的武俠小說《笑傲江湖》中，

日月神教教主任我行，被鍊子綁住鎖骨而功力盡失。鎖骨
橫跨胸廓的前上方，兩端分別連接胸骨和肩胛骨的肩峰，
是軀幹跟肩膀的唯一骨性連結機構，鎖骨若是斷裂，手臂
動作時肩膀就沒有支撐點，何況鎖骨下面還有肺臟以及支
配上肢的重要神經（臂神經叢）跟血管（腋窩動脈）通過，
若是受傷會明顯影響上肢功能。

人體正面鎖骨下方的神經與血管↓

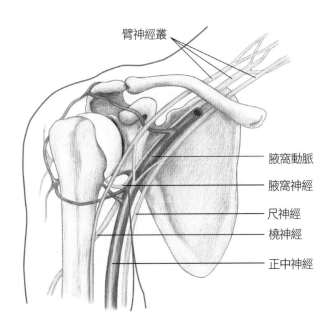

臂神經叢

腋窩動脈
腋窩神經
尺神經
橈神經
正中神經

人體正面胸鎖關節，是肩胛骨與軀幹的連結點；肱盂
關節則是肩膀指揮手臂的樞紐↓

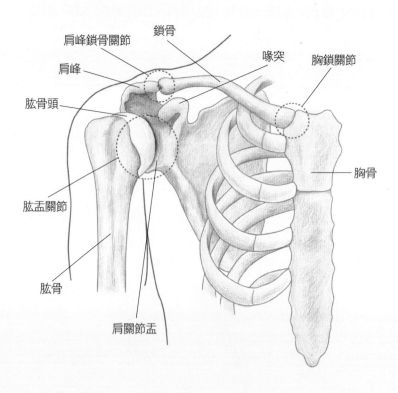

肩峰鎖骨關節

鎖骨

喙突

胸鎖關節

肩峰

肱骨頭

胸骨

肱盂關節

肱骨

肩關節盂

人體背面肩峰鎖骨關節↓

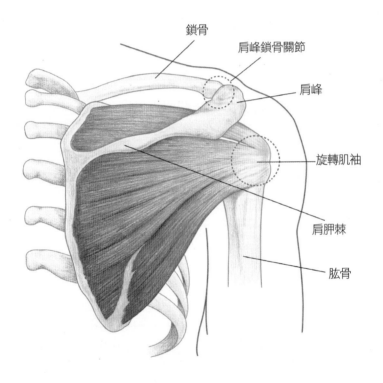

鎖骨

肩峰鎖骨關節

肩峰

旋轉肌袖

肩胛棘

肱骨

肱骨

位於上臂的肱骨，有個半圓形的頭，作為上肢大範圍活動的介面。肩關節最主要是由肩盂和肱骨頭構成的肱盂關節，次要的是鎖骨連結胸骨的胸鎖關節以及鎖骨連結肩胛骨的肩峰鎖骨關節。肱骨頭由肩關節囊連接肩胛骨的肩盂，關節囊外層則有旋轉肌袖包覆，分別附著於肱骨外緣的大粗隆與內緣的小粗隆。

串連骨關節拉動肢體的肌肉

關節大都包含有兩個骨頭端、軟骨層、關節韌帶、關節囊，以及關節液。肌肉則是串連骨關節拉動肢體的重要結構。肩關節周遭參與動作的肌肉很多，而且常常需要進行「以任務為導向」的團隊動作，很難在短短篇幅中一一介紹，只能先介紹幾組控制肩部動作的主要肌肉群。

旋轉肌袖

最常會被提到的肌肉群叫「旋轉肌袖」，是由四條肌肉包圍肱骨頭形成，彼此互相配合動作而形成了控制肩關

節活動的主角：

- 第一條是「棘上肌」

  從肩胛骨背面肩胛棘的上方（棘上窩）發出，肌腱
  經過肩峰與喙突間的孔道附著在肱骨的大粗隆上，
  肌肉收縮時負責啓動肩膀向側面抬起、外展，並且
  在手臂抬起來時負責使肱骨頭穩定的靠在肩關節
  中。棘上肌因爲任務吃重，肌肉不大，分配的空間
  又狹窄，所以是肩部產生受傷的常客。

- 第二條是「棘下肌」

  從肩胛棘的下方（棘下窩）發出，肌腱繞過肱骨頭
  的後緣附著在肱骨大粗隆上，收縮時可以將肱骨頭
  外轉，例如翻書的動作，同時也會將肩膀、手臂，
  從外展收回來靠向身體、做內收的動作。

- 第三條是「肩胛下肌」

  起源於肩胛骨的內前緣貼近肋骨側，附著在肱骨頭
  的小粗隆，收縮時可以使肩膀的肱骨旋轉向內轉，
  同時也可以使手臂作內收的動作。

- 第四條是「小圓肌」

  起始於肩胛骨背面外側上三分之二的邊緣，肌腱斜

向上從肱骨的後面附著於肱骨的大粗隆的下端部分，收縮時可以使肱骨向外旋轉，也跟後三角肌共同使肱骨在水平角度時可以向後伸展。

這四條肌肉都起源於肩胛骨的前後兩面，它們的末端肌腱，分別終止於肱骨頭的上下前後端，包圍住肱骨頭而組合成旋轉肌袖。旋轉肌袖個別收縮時會使肱骨外展、內收或是伸展，但同時收縮時則可以讓肱骨頭穩穩的靠在肩關節上，使得手臂可以做較精細的動作。

「旋轉肌袖」的 4 條肌肉構造

人體正面旋轉肌袖的「棘上肌」與「肩胛下肌」↓

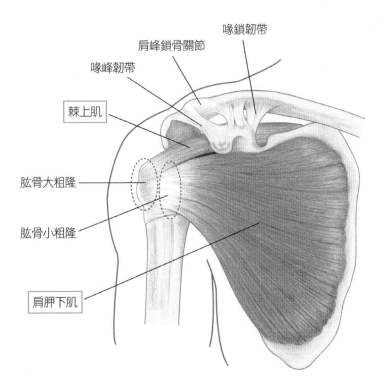

喙鎖韌帶

肩峰鎖骨關節

喙峰韌帶

棘上肌

肱骨大粗隆

肱骨小粗隆

肩胛下肌

人體背面旋轉肌袖的「棘下肌」與「小圓肌」，以及從背後也可看到的「棘上肌」↓

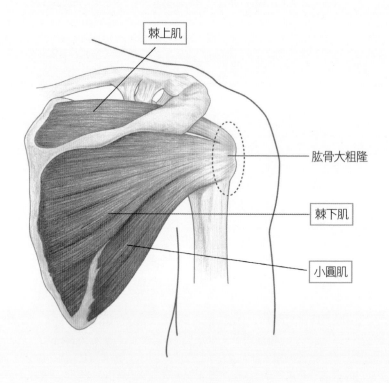

棘上肌

肱骨大粗隆

棘下肌

小圓肌

肩膀另外有一些重要的配角協助活動，分別是：

三角肌

三角肌是肩關節外緣的主要肌肉，分為前中後三塊，掌管肩部前抬、外展以及後舉的動作。

三角肌↓

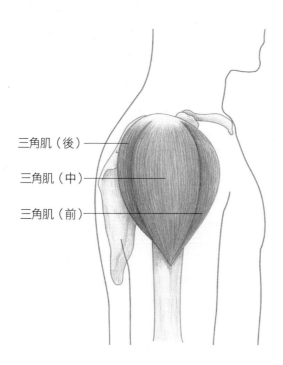

三角肌（後）

三角肌（中）

三角肌（前）

二頭肌

二頭肌是上臂前面的老鼠肌，分爲長頭及短頭兩條，主要負責手肘彎曲，而長頭肌收縮時也可以協助肩關節前抬。

人體正面二頭肌↓

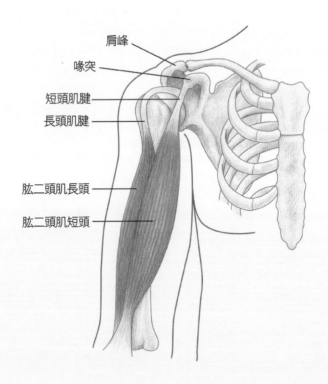

肩峰
喙突
短頭肌腱
長頭肌腱
肱二頭肌長頭
肱二頭肌短頭

　　當然，整個肩膀的靈活，需更多的協同活動肌肉，例如：上斜方肌，可做聳肩的動作；提肩胛肌，管抬肩胛骨的內角；大小胸肌，負責肩膀水平內收；菱形肌，做肩胛內收；闊背肌，可將肩膀下壓；中、下斜方肌、大圓肌、前鋸肌等更多肌肉，共同完成肩膀不同部位各種複雜又細緻的任務。

三十腕、四十肘之後的五十肩

肩膀不適的因素越來越多，包括：

- 人類越文明，上肢用得越多。
- 人體機器用久了，零件會磨損。
- 年齡越增長，組織修復能力越退步。
- 一旦肩膀受傷害超過身體能夠補償的程度，就會產生各種症狀。

在肩膀部位的肌肉、肌腱、韌帶等組織，因為使用頻繁，所以若有各種大大小小的急慢性傷害，常常是首當其衝，於是乎就有大家耳熟能詳的「五十肩」、「冰凍肩」、「投手肩」、「肩周炎」等等名詞出現。

五十肩

五十肩是一個俗名，在華文及日文區經常被使用，並

不是一個正式的醫學診斷名詞，所以也無法用很明確的內容來下定義；就字面而言，可以說是五十歲左右的人常犯的肩部毛病。

因為所有物品，包括我們的身體，都被訂定有使用年限，人類壽命在醫學研究的幫忙下，由以前的四五十歲延長到現在的七八十歲，所以身體的器官活動力由壯年期之後開始衰退，似乎也是理所當然的現象；而不同於青少年期組織有旺盛的自我修補能力，身體開始走下坡後肌腱、韌帶或關節等軟組織，對於內在動作或是外來傷害的耐受力明顯下降，一旦受傷後組織修復的能力也變慢變差，使用越頻繁、受力越多的關節，會由小而大地逐漸崩壞，所以民間就有所謂的「三十腕、四十肘、五十肩」的說法。

準備退場的警告聲明

三十腕、四十肘、五十肩，意思是這幾個上肢部位的重要關節，隨著使用年限的到來，陸續發出了準備退場的聲明。這些聲明稿的內容大致上不外乎：

痛、痠、脹

是組織被破壞，或是缺乏能源，或是循環不良而刺激神經發出的警告訊號。可能是活動時才會發生，也可能睡覺時壓到才發生，有時候甚至不動都會痠痛。

力量減弱或是不敢用力

可能是肌肉、肌腱本身受傷，所以肌力降低，也可能是疼痛等所謂的「毒性刺激」，造成腦部禁止肩膀再作有潛在傷害的動作，也就是所謂的「中樞抑制」作用。

活動角度減少或是功能受限

上臂動到某個角度卡住了，或是動作時引起疼痛不敢再做下去了，反映在日常生活上就是發現不能梳頭、上完廁所不能用衛生紙擦、不能穿脫套頭衣服、女生不能扣內在美，甚至於有的人連基本的刷牙洗臉動作都受到影響。

沾黏、冰凍

如果幾次示警反映，都沒得到上級合理的回應處理，

肩關節部位就會自我封鎖，黏住關節囊不准上肢活動，做了失去肩膀關節功能的最壞打算。

五十肩的警訊

　　如果肩膀部位發生上述的幾種警訊，大致上就可以稱為五十肩，但是在病人就醫時，醫師不應該、通常也不會以五十肩作為診斷的終點。事實上無論是在各版本的國際疾病分類編碼（ICD），或是國內正式醫療病歷的書寫上，也都沒有用五十肩當成疾病的正式病名。

　　面對這樣的病徵，下一步，醫師應該就會思考：到底是前述肩膀這麼複雜結構裡面的哪一個環節出了問題？於是就可能會有進一步的問診：「有沒有受傷？什麼情況下會痛？怎麼動作會比較不痛？」等等。在理學檢查部分，會問：「動到哪個角度會痛？哪邊的肌肉比較沒力？」視需要，或許加上進行實驗室的 X 光、超音波、驗血等等的檢驗檢查。

　　最後確定診斷的答案，多半是一般民眾比較困惑、聽不懂的一些專有名詞。為了醫病溝通方便，醫師也會告訴病人：「初步診斷可以算是五十肩，但是真正的病變名稱

是 XXXXXX。」如此可以讓病人比較安心，有些病人對病情太過敏感，以至於常常自己在嚇自己。接下來的介紹將會以「五十肩」的名字作為代表，但是也會在討論到個別疾病時，使用醫學名詞作為五十肩的分身。

什麼病會跟五十肩混淆

　　基本上五十肩本身就是一個較為鬆散模糊的字眼，對病人而言，很多肩膀部位的軟組織病變都可以用五十肩來稱呼。對醫療方而言，除了暫定五十肩的通稱之外，凡是以肩部疼痛呈現的疾病，在診療時醫師都會列入診斷上的考慮，這一串黑名單很長，在此就以較為人知的或是令人聞之色變的肩痛黨羽優先介紹。

　　事實上有些病彼此之間就互有裙帶關係，有些病則會同時並存，久了也不知是哪個先來哪個後到，例如肩關節退化造成肌腱磨損，活動傷害也會造成肌腱磨損，糖尿病也容易造成肌腱磨損……但是──

治療時應該先找出造成此次不舒服的元凶，才能夠達到治療的目標，解除疼痛；在同時也必須監控其他共犯，才能避免連鎖效應，減少復發。

無論醫師或病人，首先要防範的是比例很少但是較為嚴重的癌症，不過醫師為避免引起病患恐慌，通常會先不動聲色地由各種跡象過濾掉，很少會主動提到「癌症」這個字眼。癌症有原發在骨骼組織的骨肉瘤、骨髓癌，也有其他部位癌症，如肺癌、乳癌、肝癌等轉移過來的。

癌症引起的肩痛主要是肩關節的肩胛骨、肱骨或鎖骨等部位的疼痛，也有的屬於部位較模糊的傳導痛，例如頸椎部位，或是肺部、內臟、乳房傳過來的。

如果檢查時發現痛點是在肌腱、韌帶、肌肉或是滑液囊等部位，然後病患又有查得出的傷害，或過度使用等原因，大致上就不需擔心是癌症所引起。

但若是疼痛位置比較特別，這部分醫師通常可以分辨得出，或是保守治療效果不彰，反而越治越痛的話，那就需要進一步用各項檢查去確認了。

頸椎引起的神經症狀

臨床上，最為常見具有類似五十肩的疾病，是頸椎引起的神經症狀，例如頸椎退化、頸椎間盤突出、頸椎滑脫等。尤其是影響到第五頸神經根的時候，因為它支配的部位就在肩膀，這時候醫師會檢查有沒有麻木感、頸部有沒有痛、有沒有因為頸部的動作角度引發肩膀疼痛等現象來做鑑別。因為五十肩以及頸椎神經根壓迫，都是很常見的病症，有不少比例的中老年人，可能兩種狀況同時存在，也需要查清楚何者是有症狀的？何者是潛伏而無症狀的？來決定治療的優先順序。

肌筋膜疼痛

肌筋膜疼痛是很常見的文明病，有人會誤以為是五十肩，它也常常是五十肩的難兄難弟，尤其是常用 3C 產品

的族群、只動手少動腳的上班族或電玩族，因爲在肩膀附近肌筋膜疼痛好發的肌肉，有不少是會參與肩膀的活動，甚至是造成五十肩的病變肌腱來源，所以也需要注意區分。

肌筋膜疼痛的特色

- 肌肉緊繃
- 有較爲明顯的緊繃帶與壓痛點

肌筋膜疼痛的治療以肌肉部位爲主，因此治療的方法與五十肩也有所不同。

肩關節退化性關節炎

比較常發生在中老年人，通常是骨關節磨損所造成，肩胛肱骨關節因爲很少受到壓迫的力道，都是以拉扯的力道爲主，所以實際上產生骨刺以及退化的，反而是肩峰鎖骨關節，英文的縮寫爲 ACJ，下次看到醫師這樣寫就知道它的意思了；順便一提，退化性關節炎的縮寫也很常見，就是 DJD。

肩峰鎖骨關節退化性關節炎的特徵

- 聳起肩膀時，肩頭在鎖骨的末端處，會因為擠壓而產生疼痛。
- 在按壓肩峰鎖骨關節時，也可能會有痛感。

比較麻煩的是這裡的骨刺，有時候會刮傷在下方通過的棘上肌的肌腱，產生續發性的五十肩，這時必須要關節跟肌腱一起治療才能克盡全功。

腦中風病人的癱瘓側肩膀

因為肌肉無力支持上肢重量而拉傷肩膀、移動時不當拉扯上肢、缺乏適當活動而產生肩膀組織沾黏，或是合併中風的交感神經反射病變，也會出現類似五十肩的疼痛。

其他常見原因

- 自體免疫或是感染性關節炎，也可能發生在肩膀。
- 新陳代謝疾病造成組織容易缺血或水腫，也會以肩痛的方式出現。
- 某些特異體質的人，會因為小受傷而引起交感神經

過度反映（如同前面所提的中風病人一樣），造成複雜局部疼痛症候群。

● 痛風病人尿酸堆積在肩部較常活動的肌腱。

● 路過肩膀的臂神經叢發炎，或是長出神經瘤，引起疼痛。

林林總總造成五十肩的病因，可說是標準的「罄竹難書」，看到這些不禁令人反思：肩膀乃至於所有身體的組織，能夠免於病痛正常運作，是何等可貴的恩賜！在此奉勸大家，請千萬要好好珍惜難得的無瑕人身。

受傷機轉，超過負荷

首先，要了解組織受傷的通則：超過負荷就會受傷。肩膀會超過負荷大概可有以下幾種情況：

受到的衝擊，超過組織能承受的程度

例如運動比賽時，遭受猛力衝撞或是跌倒時用手撐住地面，雖然當時已經有準備受力，但是衝擊力道已經大於肩膀組織所能承受的程度，就會產生肌腱韌帶的撕裂傷或是出血水腫，嚴重者甚至會造成骨折；當然後續發生五十肩的機率之高就可想而知了。

突然拉起重物或投擲物品

攻其不備，在毫無暖身之下，雖然單次的施力不大，但是肩膀及其他部位都沒有準備，例如拉著拉環的公車突

然剎車，或是行李突然滑下來要趕快接住時，這類突發的動作仍很可能超出組織支撐力，因而導致受傷。

經常需要抬舉重物，或做較大幅度的動作

單次衝擊或拉扯力道仍在可承受範圍內，沒有直接造成撕裂傷，但是經常性的需要抬舉重物，或是需要做到較大的動作角度，也會比一般人容易造成肩部的傷害。例如搬家或是建築工人經常抬重物、棒球投手常需反覆的強力投球、網球選手高舉球拍的開球動作、油漆工人高舉手部施工等，都有比較多的極端角度，受傷的機率也就大增。

重複多次施力，或經常用相同模式使用肩膀

雖然每次作用的力道不大，角度也不會很極端，但是重複多次的施力，或是經常用相同模式使用肩膀，也足以累積造成磨損及傷害。

例如家庭主婦，長年累月提著沉重的購物袋；重度的3C產品使用者，經常縮著肩膀、久坐不動；美髮師長時間抬著雙手剪、燙、染髮；乒乓球選手重複快速的揮拍；或為生計長期的揉麵團、做包子、包餃子；肉攤商不斷的

剁骨頭、切肉；職業司機肩部長期固定在同一個姿勢等等。

在很不恰當的角度下做動作

沒有過度出力，但是卻在很不恰當的角度下動作，例如開車時，轉手向後座拿或放東西、年歲大的祖父母抱著愛亂動的孫子、拿不到東西時，還很勉強的伸手去搆、水電工人在狹小的空間內施工，沒有先暖身一下就直接窩進去施工等。

年紀讓組織漸失彈性、適應、與修補代償能力

也有不少人可能沒有明顯肩膀受傷的狀況，或是曾受傷、但是業已恢復，卻是在歲月無情的摧殘下，組織逐漸失掉彈性適應與修補代償能力，最終仍然發生退化性的肌腱韌帶等軟組織發炎或病變。

由這幾種肩膀受傷機轉看來，無論是在日常生活中、職業動作中、乃至於運動休閒中，幾乎可說是危機四伏。肩膀痠痛的發生，可以是意外、或是可意料的情境、一次性或是重複性的使用、小動作或是大動作的角度、輕微或是強大受力的衝擊都可能受傷，尤其肩膀關節的活動角度

又是特別的大，屬於容易受傷的關節，被派遣出任務的機會也特別的多。難怪在統計上發現：

一生中，肩膀曾經發生傷病的案例，高達所有人口的50%-60%，而沒有完全痊癒，日後變成五十肩，含肌腱撕裂傷的機會，也高達所有人口的20%左右，其中更有2%-3%較為嚴重者，會產生冰凍肩。

這明明白白的數據，讓我們對自己肩膀的保護，能不加以重視嗎？

第二章

話說五十肩

病非經過不知痛

　　艱澀地張開雙眼，伍太太瞄一下時鐘，才五點多。

　　旁邊的老公睡得正香甜，伍太太卻被右肩的疼痛擾得輾轉反側，整夜難眠。右手怎麼擺都不對，平放會痠，抬高會痛，更不用說要側右邊壓著肩膀睡了。伍太太嘆了一口氣：「又要開始無止境的挑戰了。」

　　準備起床，掀開棉被，身體一動右肩就痛！

　　左手撐著坐起身，很小心了，還痛！

　　盡量靠左手幫忙披件衣服，還痛！

　　進浴室，不小心伸了右手開燈，痛！

　　想換一下右手刷牙，右肩拒絕合作的痛哇！

　　因為分攤太多右手的動作，左手已經開始抗議，隱隱作痛了。上完廁所，伍太太習慣性的伸出右手向後拿衛生紙，突然右肩一陣劇痛傳來——「唉喲喂，又踩到地雷

了，一整晚沒法睡好，唉，連右手不能亂動都疏忽了。」

在馬桶上坐了一會兒，等疼痛減輕了，回到臥室想換下睡衣，伍太太唉聲又嘆氣，這些日子以來已經學乖了，不敢穿套頭的衣服，右手在穿脫時也都謹記著「先穿後脫」的順序，即便這樣，在過程中還是偶爾還是有痠痛陣陣襲來。穿胸罩是伍太太最艱難的任務之一，右手根本搆不到後面去扣鉤子，後來只好窮則變，變則通，先把掛鉤反轉到胸前，扣好再轉過去。接著是梳頭，這再為平淡無奇的動作，伍太太也經幾番掙扎，在「唉喲、唉喲喲！」聲中才勉強完成。

「光是出個臥室的房門，就已經跟五十肩在過五關斬六將了。」伍太太喃喃自語，好不心酸，暗自感傷：「談戀愛時常跟老公打羽毛球，還說等他退休了，就可以天天重溫舊夢一起打球，現在看來，想都不敢想了。」

準備家裡的三餐又是一連串的考驗，開冰箱門、取出食材、切洗蔬果、提水壺燒開水、拿鍋鏟炒菜、清洗餐具，在在都用到病弱的肩膀，連慣用右手開關瓦斯時，也都免不了要忍受不同程度的痠痛。痛歸痛，當看著先生及兒女津津有味地將她艱辛完成的三餐一掃而空時，伍太太

心裡湧出絲絲暖意：「肩膀痛，還是先忍忍再說吧！」

等家人都出門了，伍太太得開始面對另一個難關：曬衣服！以前可以很輕易地把衣服晾上衣架，舉到竹竿上去曬，現在已經是不可能的任務。雖然常肩膀痛後，伍先生體貼地裝了可以升降的曬衣桿，可以不用頻繁地每一件衣服都要抬一次手，只是升上掛滿衣服的竹竿時，一使勁出力，肩膀還是免不了要痛到齜牙咧嘴。

以前出門買菜，都用雙手大包小包的拎回來，現在雖然改用菜籃車拉，但還是常被崎嶇不平的道路環境打敗，過馬路、上下行人道的階坎，或是上下公車，每提起沉重的菜籃車時，右肩就又是一陣椎心刺骨的痛。在菜場跟熟人一聊起來，伍太太才發現同病相憐的人還真不少——

鄰居李媽媽說：「我經常抱著兩歲的金孫走來走去的哄，現在手臂痠痛得總好像要斷掉一樣。」

魚攤的王太太跟著抱怨：「上上禮拜，開車載貨時，手伸向後座去拿樣東西，就拐了一下，肩膀痛了一個多禮拜，都還沒好。」

米店的老劉最可憐：「我年輕時經常扛很重的裝米麻袋，現在手沒辦法伸到背後去抓癢。」

　　趙婆婆邊賣茱邊搖著頭嘆氣：「年輕操勞做過了頭，現在連最喜歡的打打麻將，都因沒法洗牌、拿牌，只好放棄了。」

　　邊剁著雞的老王，搶著接話：「肩膀痛喔，年輕人不小心也會得，我兒子是校隊，太愛打棒球了，投球投到被診斷肩膀肌腱撕裂傷，必須開刀。」

　　七嘴八舌表述過後，大家都異口同聲地下結論：「這就是得了五十肩啦！」

　　「沒錯。」

　　「終歸是老了不中用了啦！」

　　回到家，特別累，原想躺一下，伍太太一想到又將面對「壓不得」、「翻不得」、「碰不得」的肩痛手瘓，終於下定決心：「明天，一定要去看醫生了。」

這麼年輕，
怎麼會得到五十肩

　　28歲的李先生，提著厚厚的公事包走進診間，一邊還不時環形的繞動著左肩。他的肢體語言幾乎已經在昭告醫師：「我的左肩有問題！」經過初步的問診與檢視，醫師告訴他：「可能得了俗稱的五十肩。」

　　李先生一臉不可置信：「我才二十幾歲，怎麼可能會得到五十歲的病？」

30歲的年紀，50歲的肩膀

　　事實上，病痛是很公平的，上天給我們絕大多數的人一樣健康的身體，但是並不表示每個人都像模子印出來的分毫不差。

　　舉例來說有的人腦筋絕頂聰明，但是就患有嚴重的氣喘或體弱多病；有的人健壯如牛，但是學業成績就差那麼

一些些；身體組織也是一樣，有的人眼睛好、心臟差，有的人心臟好、血糖高，有的人血糖好、筋骨毛病多。有的人身體狀況大致良好，但就是比較容易肌肉疼痛、筋骨扭傷，所以同樣質量的物品給大家搬，有的人舉重若輕、有的人則氣喘吁吁；有的人會腰痛、有的人就直接傷到肩膀了。所以「三十歲的年紀，卻有五十歲的肩膀」理論上是有可能的。

個人的肩膀使用習慣

還有一個重要因素，就是個人肩膀的使用習慣問題。即使不幸抽中筋骨較弱的體質籤，如果我們能夠正確、小心地使用肩膀，仍然可以趨吉避凶，遠離五十肩；反過來說，有的人肩膀素質應該是正常的，卻因為傷害、不當使用，或是過度操勞而提早出現病症，這個部分就是衛教宣導上還可以再著力的地方。

以李先生來說，他身材較為瘦削，肌肉量也少；平時經常坐辦公桌，柔軟度差；鮮少運動，讓他的肌力弱、柔軟度更差，以至於偶爾一運動就受傷，原因包括動作上的不當、或者是暖身不足；加上李先生沒事就低頭聚精會神

地在滑手機，使得肩膀組織疲乏、循環不良；常常側揹較
重的資料袋，讓肩膀負荷大；生活作息又不正常，沒有給
肌肉組織適當的修補機會；難怪當五十肩靜極思動，想找
個年輕的對象作伴時，他就是不二人選。

「年輕的」五十肩族群別灰心

有意思的是，在門診時也經常會看到七八十歲的長者
被告知得了五十肩時，會憂喜參半的問：「都七十好幾
了，還在得五十肩啊？」仔細看他們說話時的表情，嘴角
還隱隱上揚呢。其實只要懂得好好保養，七八十歲擁有三
四十歲的肩膀，絕對不是夢。

五十肩是不是等於「冰凍肩」

五十多歲的資深家庭主婦李媽媽，在診間告訴醫師：「我就左肩疼痛啊，抬不起來超過半年。」

「怎麼拖了這麼久才來看醫師？」

「平時有做不完的家務事，還要照顧一歲多的小孫子，雖然一直陸陸續續在痛，還是想忍耐一下就過了，最近是因為惡化到沒有辦法舉起手來晾衣服，才在兒女的催促下前來就診。」

醫師檢查後告訴李媽媽：「很可能是關節沾黏，也就是冰凍肩。」

「五十肩是不是就等於冰凍肩呀？」李媽媽提出了一個很多病人都有相同疑問的的問題。

「冰凍肩是五十肩的一部分，這是就較為嚴謹的醫學角度說法，但是一般人並不會特別仔細去分辨兩者間的差

別，其實也沒有非常的必要去分辨，因為就診時，醫師通常會主動幫忙找出正確的病因，病人也就知道自己患的是什麼病了。」

　　為了協助關心父母病痛的孝順晚輩，或對自己肩膀疼痛惴惴不安的病友，能夠多說明得更清楚，可以讓很多人更安心一些，何樂不為？而且促進病患及家屬的信任與寬心，也是優質醫療重要的一環，所以還是再來解釋一下：

　　冰凍肩的正式名稱叫「沾黏性關節囊炎」，是國際公認的醫學名詞，在國際疾病分類碼（ICD）中，有各種版本，現在已經更新至第十版，稱為 ICD-10，也有專屬的疾病碼為 M75.0。一般人發生冰凍肩的機率大概在 5% 以內，它是因為肩關節僵硬、疼痛、關節活動受限，好像被冷凍住一般，所以叫「冰凍肩」。

關節囊發炎及沾黏，導致活動角度明顯受限

　　「冰凍肩」的內部結構變化，是肩關節周圍的關節囊發炎及沾黏，導致活動角度明顯受限。這時無論是主動想要動，或是由別人幫忙動，都一樣只能動一點點，這是因為關節囊中的纖維產生攣縮，以及近乎永久性的組織沾

黏。一旦造成冰凍肩，治療起來不但曠日費時，而且往往
成效不佳。

　　相對的，五十肩是華人、日本人，常用的通俗名稱，
並不是一個正式的診斷病名；症狀可以由不動不痛的輕度
疼痛，到嚴重的疼痛──不動也痛。肩關節活動也可以由
毫無影響、輕微受限，到明顯受限。有些是主動抬起時會
痛，但是別人幫忙時就不痛，有些則是某個方向或某個角
度抬起來才會疼痛受限；內部組織病變如前所述可以有很
多種可能性，包括肌腱韌帶發炎、撕裂或鈣化，乃至於關
節退化或關節囊沾黏等不同來源及程度的病變，所以冰凍
肩可以說是五十肩的終極路徑。

正常的人體正面肩關節囊↓

肩關節囊

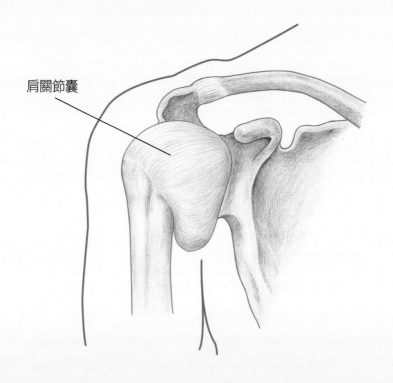

　　如果早期的五十肩沒有好好的治療，那麼就有可能演變成極為嚴重的冰凍肩。須注意的是：

有時候病變輕微的五十肩，也可能因為動了會痛而不敢動，看起來像很嚴重的關節受限，會讓很多人感到很沮喪，連刷牙梳頭都做不到，好像廢人一樣，其實如果積極治療，90% 以上的病人，都可以順利解除症狀。

如何避免再犯？就好像感冒，有時候症狀很兇猛，但是只要好好治療，大部分人都可以度過難關，但並無法保證以後都不會再罹患感冒。五十肩也是一樣，早期的治療與之後的保養，都必須兼顧並重，才能遠離五十肩，至少不要惡化成冰凍肩。

肩膀「礙咯礙咯」
是不是五十肩

　　就如同之前所說，五十肩是一個通俗的名詞，可以說
包山包海，概括承受肩膀部位大部分的病變，就好像被泛
指的「下背痛」一樣，不是很精確。

　　但是「五十肩」同時也是病人跟醫生之間溝通的開始，
所以醫病雙方共同用五十肩來聚焦在肩膀的不舒服其實是
很可以接受的。只是通常醫療方的責任，就是先讓病患安
心，知道自己至少不是長了骨癌之類的惡性疾病；等找出
病變的元凶之後，再告訴病人正式的病名、嚴重程度，以
及建議治療方法；病人再依據自己的理念、環境方便性，
選擇較為適合的醫療組合。

　　總括言之，五十肩的症狀可以很多元，包括肩膀活動
時「礙咯礙咯」都可以算是五十肩，也不必然是五十歲年
紀的人才會得病，接下來，我們就進一步解釋「礙咯礙咯」

的代表意義。「礙咎礙咎」是台語音譯過來的，因爲很多中老年病人會用來形容自己肩膀的動作障礙感覺，細體會起來也很貼切，所以也是一句很常聽到的醫療台語。它的意思，用現代的形容詞可以叫作──「卡卡的」。

這些「礙咎礙咎」的動作

有的病人是到某個角度開始卡，有的則是一開始動就卡住，有的則是某個角度卡到，但是過了特定範圍，活動上又不卡了。

卡卡的感覺

包括有「喀喀響」、「痠」、「痛」、「緊緊的」、「沒力氣」等等。這幾種狀況都是醫生看診時會考量的因素，因爲它們是查出潛在病變部位的線索之一。舉例來說：

- 如果手臂向外抬起、做外展動作時，一開始就卡的話，很可能是棘上肌出問題。
- 若是大於三十度以上才會卡到的話，就有可能是三角肌的問題。
- 如果只有喀喀響的感覺，有時用手觸摸，也感覺得

到；但是並不痛的話，通常是軟組織比較輕微的互相摩擦。但若會疼痛的話，就需要積極的檢查跟治療了。

有的人是發生在手臂向前、上舉的時候↓

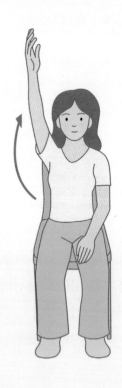

有的是手臂往外展的時候↓

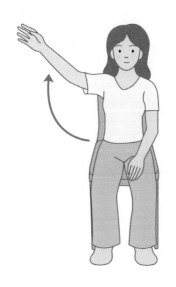

有的人是手臂水平往內
或往外的時候↓

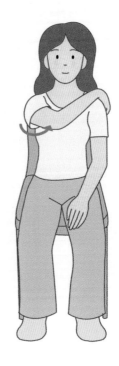

有時則是在做特定動作的時候，例如上完洗手間擦拭或女性穿胸罩時↓

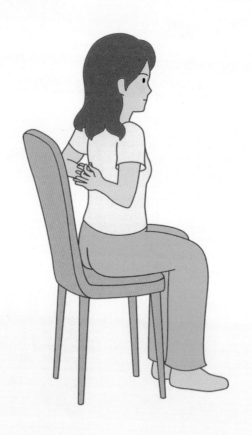

肩膀活動度

　　肩膀活動度特別大，但是相對的穩定性就會比較差，所以軟組織的協同動作就非常的重要。偏偏肩膀又是最繁忙的關節之一，幾個肌肉韌帶群好比像小團體般常常一起活動，當遇到受力大、次數多、突發動作、超時工作……等等狀況時，就難免「起摩擦」。

　　輕微的摩擦，可能只是喀喀響的感覺，摩擦重了或摩擦多了，就可能一方或雙方火氣上來，造成組織發炎積水，等發生爭執、吵到上級都聽到了。意思是說，刺激造成了痠疼的感覺往腦中樞傳遞後，整體的工作效能就變差、動作角度減小，終於機構的總部要出面協調，所下的指令包括可能是休息、換個姿勢、揉一揉按摩一下、沖沖水、去做做熱敷，甚至於必須藉助外力來調停，比方就醫、服用藥物、復健治療、注射……所以即使是無痛性的「礙咎礙咎」，還是建議早點注意，避免小事化大，才不會受罪又勞民傷財。

　　正常的肩膀活動角度，我們從側面與正面來看分解動作：

肩關節彎曲與伸展

正常人大約可向後伸展 60 度↓

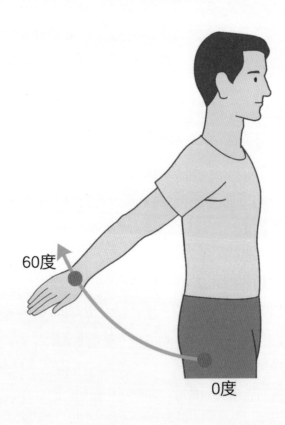

60度

0度

正常手臂可向上彎曲 180 度↓

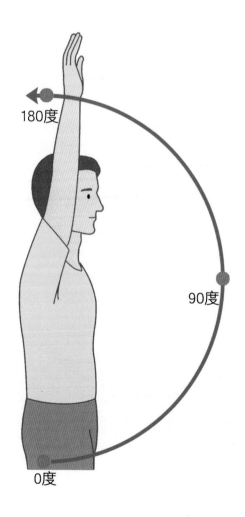

肩關節內收及外展

正常大約可以內收 40 度↓

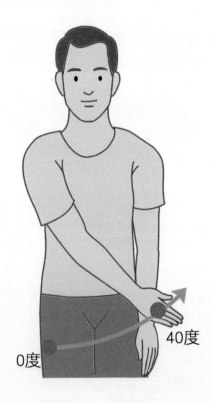

正常手臂可以外展 180 度↓

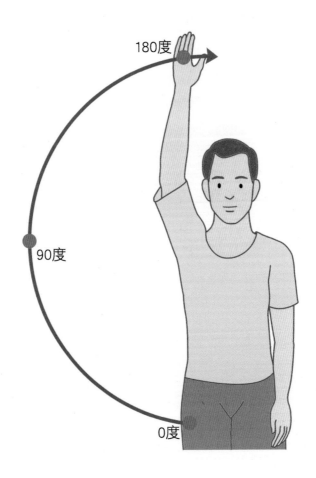

若以手臂水平伸展 90 度為 0 度的話，正常可以向後外轉 100 度↓

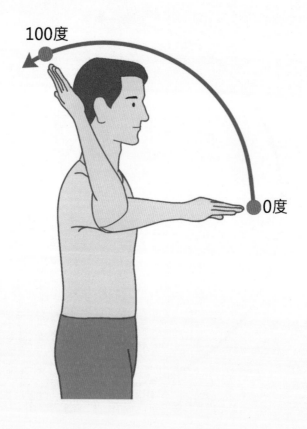

正常可以水平內轉 70 度↓

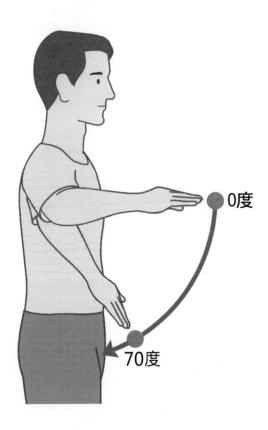

0度

70度

五十肩常見的疼痛

　　疼痛，是一種不舒適的情緒或感覺體驗，可以因為組織實際或是潛在的傷害而產生，也可能因主觀認定有傷害而產生。

　　簡單來說當肩膀部位的骨關節、肌肉、肌腱、韌帶乃至於神經血管等組織，失去內在的穩定平衡狀態時，該部位的神經末梢，就會發出警告訊號，提醒我們要去注意那個地方。但是疼痛也有一些主觀感受的成分，過度在意疼痛也會造成自己心情恐慌，連帶使得家人不安。

疼痛其實原本是一種身體的保護機制，漠視疼痛的警訊可能會導致組織器官的全面崩潰。例如本來只是肌腱發炎，卻仍然過度使用肩膀而造成肌腱完全斷裂。

疼痛位置

可能在肩關節深部關節囊或旋轉肌袖附著處、肩胛骨內上角的提肩胛肌、肩胛骨上緣的棘上肌、內側的脊椎旁肌與菱形肌（也就是膏肓部位）、前側的二頭肌腱、前胸的大小胸肌、前上側的肩峰鎖骨關節、外側的三角肌滑液囊；有時候疼痛會傳到上臂或手肘，形成一種傳導痛；偶爾會有由肩胛骨背側傳到手掌或整隻手臂的交感神經症狀。

疼痛性質

症狀包括痠痛、脹痛、刺痛、抽痛、灼熱痛等等；急性的病變常會是刺痛、抽痛、脹痛等較強的感覺；慢性的

病變則較常有痠痛或悶悶脹脹的痛感。

　　若是疼痛伴有麻木感，表示可能有潛在的神經病變，並不單純只是五十肩的問題，例如頸椎退化性關節炎也是中老年人常見的疾病，有可能跟五十肩同時發生。

　　甚至這類的疼痛，是不是因癌症引起的病變？這些都是醫生要幫病人過濾的重要任務，因為有無癌症事關重大，建議若是有疑慮，還是請問醫生比較妥當。

發生時機

　　可以在肩膀活動過劇的時候，例如用力投擲東西；活動角度不恰當，例如女性伸手向後扣胸罩；動作抬到某個角度會痛，例如舉高到超過 90 度；活動中的某個環節會痛，例如外展前 30 度。

　　也可能在輕度活動，但沒有移位、例如打電腦的時候；有些則是發生在休息睡覺的時候，譬如是側睡時下面的肩膀受壓會痛；有的則是上面的肩膀被拉扯會痛；有的

則是內部發炎厲害，怎麼擺位都會痛。

疼痛強度

別忘了疼痛是一種主觀的感受，同樣的刺激在不同人感受的嚴重度可能不一樣。可以由不痛、隱隱作痛、一直到痛不欲生，視覺自覺指數 VAS 由 0 到 10，4 分以上就可算中度疼痛。

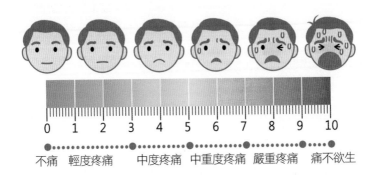

越強的疼痛，常代表傷害越嚴重或是正在急性期，當然也有些慢性、但是屬於較嚴重的病變的病人並沒有感覺很痛，例如慢性的撕裂傷，可能都已經完全斷裂了，但是病人並沒有感覺「大痛」過。反過來說，有些組織損傷不

太嚴重，但有急性發炎的病變，例如鈣化性肌腱炎，也可能讓病人痛到覺得萬念俱灰，事實上經過適當治療幾乎都可以讓病人重新回到彩色的人生。

醫生要做的綜合判斷

長期的肩膀疼痛會使人心情低落、意志消沉，而因為疼痛影響睡眠作息，則連帶產生例如血壓升高、免疫力下降等身體的不適，所以疼痛的消除是治療五十肩的首要任務。醫生通常要依據主觀及客觀各種狀況做綜合判斷，也就是：疼痛的位置、強度、時機、維持時間、加重或減輕的因素等等，才能初步臆測病變的來源，針對疼痛的來源提供適當的治療。

所以疼痛雖然是一種負面的不舒適感，卻是病變的早期通報機制，並且會限制病人繼續做出有害肩膀的動作，同時也能夠在臨床上提供不少的訊息，從這種角度看來，疼痛不一定全然是有百害而無一益的。

肩部活動角度變差的
可能病變

五十肩的兩大症狀：

第一，肩膀疼痛。

第二，活動受限了。

肩關節因爲活動度比較大，所以若是有任何因素影響到它的活動角度，就很難不被注意到，尤其這些動作通常是反映在日常生活上一些必要的功能例如盥洗、進食、育樂等等。

造成活動受限的機轉

一種是功能性的，通常也就是因爲疼痛而不敢動所造成的；另一種是組織性的，也就是眞正產生關節沾黏或是肌腱韌帶腫脹卡住了，當然有不少人是兩種機轉都同時存在的。

　　一般是先有小傷，沒有休養好的話就造成發炎，這時就會因為疼痛而開始產生肩膀活動受限，時間久一點裡面的組織就真的開始沾黏了，嚴重的話整個肩關節囊會攣縮，往任何方向都動不了。另外有少數案例，是因其他病變臥床不動，譬如昏迷或開刀，大約一星期，就足以產生肩關節沾黏了。

　　由受到限制的動作方向，大略可以知道肩膀可能受傷的組織：

肱二頭肌的長頭肌腱發炎或積水

　　當肩膀向前舉起時，肩膀前面會痛或是活動角度受限，向後伸展時也會因疼痛而受到限制。

棘上肌發炎或撕裂傷的徵兆

　　若是手臂自然下垂，往外展開的前面30度，就疼痛受限的話，常常就是棘上肌發炎或撕裂傷的徵兆。因為棘上肌的主要動作，就是肩膀前30度的外展。另外棘上肌腱若是發生夾擊症候群時，則會出現外展60-90度疼痛的現象，也就是所謂的「疼痛弧」。

三角肌滑液囊或是肩關節囊的慢性沾黏

　　手臂外展超過 30 度以上，就由三角肌接手收縮，這時候如果有疼痛受限的話，不舒服部位大多在肩膀的外側，也就是三角肌滑液囊所在處。同樣三角肌滑液囊或是肩關節囊的慢性沾黏，有可能呈現的症狀是，手臂水平內收受到限制。

　　到了比較慢性的階段，有很多人都是手臂往後的方向受到限制，由其是手臂內轉向後上方（例如女性扣胸罩）的動作，往往是最後恢復，也常常是恢復得不完全的角度，因為這個動作會拉扯到二頭肌、三角肌以及旋轉肌袖等幾個較常受傷的部位。

把疼痛或組織發炎控制好，能有滿意的恢復

　　肩關節活動受限因為會影響到生活功能，所以患者也會比較在意，事實上大部分的活動受限，都是比較輕微或是暫時性的，只要把疼痛或組織發炎控制好，通常在三到六個月都可以有令人滿意的恢復；但是仍然有少數的案例會演變成沾黏性關節囊炎。關節囊黏住了，就必須用較為

激烈的手法去改善活動度，例如徒手扳動，或是上麻醉後整個鬆動。

控制肩關節動作的肌肉無力，會使活動受限

需要注意的是某些特別狀況，雖然不是肩關節軟組織的病變所導致，但是也會有肩部活動受限的症狀，醫師通常會先將這些可能狀況過濾掉。譬如腋窩神經受傷、臂神經叢受傷、第五頸神經根受傷、運動神經元疾病、腦中風、肌萎縮症、皮肌炎等等，都會因為控制肩關節動作的肌肉無力而使活動受限。

如果症狀發生前曾經受傷的話，就要注意分辨的症狀包括骨折、旋轉肌腱撕裂傷、肩關節脫臼、神經受傷等等各種可能性；甚至於有時候一個傷害可以產生多種病變，而使肩關節活動受限的診斷及治療變得更複雜。所以肩部的活動角度變差，可以單純是單一個病變，也可能是多重病變，仍然不可掉以輕心。

不當或是過度使用 3C 產品

　　3C 產品無論你使用目的爲何，都有一個特性，就是會讓人專注力十足，上手後覺得離不開它。路上熙熙攘攘的行人，幾乎隨時可看到有人連過馬路、還無視路況，拿著手機自顧講電話；公車、捷運車廂內隨便一看，至少有一半以上的人，正在聚精會神地使用行動裝置；網咖內每台電腦前坐著的人，更是完全沉迷在虛擬世界中。

　　姑不論使用目的是爲了處理事務、與親友溝通、享受聲光娛樂、追求自我滿足、消磨無聊時光，3C 產品就是有辦法讓人只想與它長相廝守，片刻也不願分離。在這種專注力十足的狀況下，除了腦子活動頻繁外，最可憐的就是肩頸部的肌肉韌帶和關節等軟組織。

無辜被波及的肩頸

只要 3C 在握，肩頸幾乎無時無刻、被迫要提供當事人穩定的支撐，讓人可以順利操作這些動作：敲鍵盤、握滑鼠、在螢幕上點來點去，有時候器材的重量，還須由肩膀負擔，比如長時間手捧著平板電腦，玩得欲罷不能。

當使用時間一久，提供主要支撐的肌肉又沒有中場休息的機會，自然力量減退，同時也會耗盡能源，排出代謝刺激物。剛開始，會產生痠痛腫脹感，這是主力肌肉快要受傷發出的求救警訊，提醒主人該休息了。若是被置之不理、無法如願放鬆休息，身體就會調派同一區域的其他肌肉啟動支援機制，讓主人能繼續操作 3C；或許可說是讓 3C 繼續操控人。

當產生痠痛腫脹感後，同一區被徵調來幫忙的肌肉，原來就有它正常的勤務，臨時幫忙一下可以，長期額外負擔自己不熟悉的工作，其實是吃力不討好的，也就是更容易疲乏。

　　所以如果執意在肩頸已經發出警訊的情況下，還勉強繼續使用 3C 產品的話，勢必會引發一波又一波的組織傷害，而且範圍與程度逐漸擴大，終致軟組織大罷工、身體崩盤，再怎麼喜歡 3C 都無法繼續用下去，只得就醫了。

被 3C 產品迫害的痠痛症候群

　　常見的症狀包括手指、手腕、手肘等第一線作業員，也就是扳機指、腕隧道症候群、媽媽手、網球肘、高爾夫球肘、肘溝症候群等。但是肩頸部位等中間單位的痠痛症狀更為常見，肌筋膜疼痛和五十肩就是最常見的症狀，甚至因為長期緊縮導致頸椎間盤突出壓迫神經，而有頭痛手麻無力等症狀，下背痛也很可能發生。

　　當然，3C 產品過度使用，還有其他更高中樞的不良副作用，像是視聽力衰退、使用成癮、人際關係疏離、自主神經失調症狀、癲癇發作、甚至於過勞死等。人類發明 3C 是為了促進生活便利與品質，若是因為過度或不當使用 3C 產品而傷身傷心，恐怕就得不償失，還是節制使用，適可而止為上。

過度使用 3C 產品造成的問題

3C 電子產品的名稱緣起於 Computing，Communica-tion，Consuming electronic products，實際上，現在 3C 界線已經很模糊，幾可算是同類產品的概稱。例如智慧型手機就差不多可以將生活瑣事一機搞定，難怪科幻小說中，比人類進步的外星人，演化到只剩下一根手指就可操控一切。這趨勢也說明了未來人們會越來越離不開 3C 產品，已經幾近是全民生活的基本配備。

但是近年來因為過度使用 3C 產品而產生的一些負面效應案例層出不窮，甚至業已波及你我身邊、各年齡層、各行業族群的身心乃至社會層面。有關 3C 產品過度使用影響身心功能的面向非常多元，我們可以先用身體器官系統的角度來做一些簡單的整理，至於導致各項可能病變的機轉，可以比照前篇肩部症狀的思考邏輯，去推演出來。

骨骼、關節、肌肉等軟組織的病變

扳機指

手指屈肌肌腱高速收縮無數次，或被手持裝置長期壓

住，產生水腫或發炎，動作時卡到固定它的橫向韌帶，久而久之彼此也會產生曖昧的沾黏關係。病變大多發生在掌指關節處，主要症狀是起床時手部有腫脹感，手指彎不下去或是伸不直，用力動會突然彈跳過去，較嚴重時還會痛。手指屈肌肌腱有九條（大拇指一條，其他指頭各兩條），所以扳機指可能發生在五根指頭中的一或多指。

媽媽手

大拇指過度伸開、在不對的角度下勉強動作、或是長時間扶握著裝置，造成大拇指伸肌腱炎。症狀是手腕大拇指側的肌腱會腫、痛，拉到或按壓時會更痛。

腕隧道症候群

正中神經在腕隧道內，被腫脹的手指屈肌肌腱擠壓，或是手腕持續被擺放在桌面時，壓迫正中神經，症狀是手掌一到三指、以及第四指橈側面會麻木、刺痛，嚴重者大拇指肌肉無力甚至於萎縮。

肘溝症候群

手肘長時間擱在桌面，壓力點就在肘彎的尺神經上，或是長時間彎著手肘，拉扯著尺神經，症狀是第五指以及第四指尺側面會麻木、刺痛，嚴重會產生手部小肌肉無力萎縮，形成雞爪狀的變形；有時前臂內側也會有麻木感，肌肉也會無力。

蓋昂溝症候群

手腕的尺側（小指外側）長期與桌面接觸，壓迫尺神經。症狀與肘溝症候群相似，但沒有手肘部位的症狀，需要進一步用肌電診斷檢查分辨。

網球肘、高爾夫球肘

網球肘是手肘外側（橈側）部位的肌腱炎，或是外側上髁炎；疼痛模式是手腕伸展時手肘外上側痠痛。

高爾夫球肘是手肘內側（尺側）肌肉與骨頭交接處，重複動作或長期收縮不放鬆就可能會導致受傷；常是手腕彎曲時，手肘內側痠痛。

肌筋膜疼痛

　　3C 使用者常因全身肌肉長期緊繃造成頸部、肩胛、下背、臀部肌肉，因慢性小拉傷出現激痛點。一有勞累、緊張、缺血或天冷刺激時，就放電引發整條肌肉僵硬痠痛，尤其以肩膀部位及頸部最為常見。

頸／腰椎退化或椎間盤突出

　　固定姿勢久坐不動，造成椎骨磨損或是椎間軟骨擠壓變形，除了局部疼痛之外，若是壓迫神經則會有支配部位的麻、痛、無力等神經症狀。

神經精神系統方面的病變

　　影響的層面極為廣泛，主要是過度的專注耗神以及聲光刺激，打亂了正常的神經運作。包括認知功能、精神心理狀態、自主神經、神經分泌等都會受到影響。較為常見到的症狀簡單略舉：

- 睡眠紊亂、玩到廢寢忘食，生理時鐘被破壞。
- 工作容易分心，老想到網路的種種。
- 記憶力減退，如只記得昨天電玩打幾分、過幾關。
- 依賴 3C 以至於腦功能被程式簡化制約，例如不會

計算、不會記日期。

● 網路成癮、沉迷，逃避現實；神經衰弱，整天活在草木皆兵的殺戮或虛幻遊戲中。

● 偏執，以電玩遊戲的過關或殺敵為唯一目標。

● 人際關係疏離，沉浸在虛擬世界不接觸真人。

● 語言能力退化，因鮮少與人口語溝通。

● 強迫行為，沒事就要查手機看有沒有漏接，離開3C 就若有所失、六神無主。

● 老是聽到遊戲的音樂或是手機的響鈴，產生幻聽。

● 書寫退步，日後手寫文字，快變成藝術品了。

● 價值觀錯亂，個個幻想自己富甲天下、風流倜儻、身懷絕世武功、殺人不眨眼、整天周旋在絕世美女身邊、號令天下為所欲為。

● 眩光可能引起癲癇。

● 過度緊張會導致腦血管病變、輻射波太強也可能造成聽神經瘤、腦瘤等病變。

視覺、聽覺方面的病變

已經證實過度暴露螢幕藍光，會造成視力減退、長時

間緊盯螢幕，眼睛也很容易乾燥不適、高度近視者也可能有視網膜剝離。耳機的音量太大，會導致聽力減退、耳朵因經常塞住耳機，而容易耳道感染等。

其他方面

久坐不動會導致肥胖、骨質疏鬆、高血壓、血管硬化、下肢靜脈栓塞、肺栓塞、甚至於過勞猝死。當然還有網路詐騙、霸凌、性侵、造謠、滋事等，屬於社會犯罪層面的引發。

役於物或被物所役

看起來 3C 產品好像洪水猛獸，但是對於多數人而言，它們帶來的方便，仍然遠多於可能產生的副作用。

數位電子產品已經融入人類生活，是不可否認事實，在可預見的將來，人們會越來越離不開這些產品。建議大家就好像補充營養一樣，適時適量地用在需要的地方，盡量避免因過量或浮濫而產生副作用；若是不小心出現了不良反映，還是要趕快就醫找出原因，以便及早對症治療。

被 3C 症候群影響到的背面肌肉群（含肌腱）↓

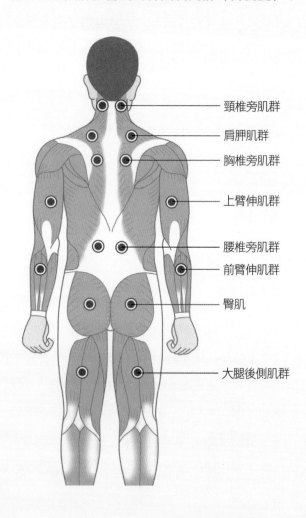

頸椎旁肌群

肩胛肌群

胸椎旁肌群

上臂伸肌群

腰椎旁肌群

前臂伸肌群

臀肌

大腿後側肌群

被 3C 症候群影響到的正面肌肉群（含肌腱）↓

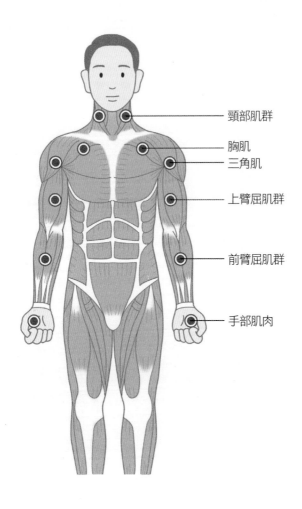

頸部肌群

胸肌
三角肌

上臂屈肌群

前臂屈肌群

手部肌肉

第三章

五十肩的初診

醫師的第一眼

當病人忍著肩痛，坐在候診區，經過漫長的等候，一走進診間，醫師通常可從病人會搗住肩部疼痛的位置，大概就知道可能的病變在哪裡。

病患的肢體語言訊息

醫師常會看到的病人表現不適狀況是：

- 按在肩膀前面，可能就是肱二頭肌肌腱發炎。
- 按在肩膀的外緣，可能就是肩三角肌肌腱或滑液囊炎。
- 按在肩膀後面，就比較像旋轉肌袖的問題。
- 揉著肩膀前上方骨頭突出的部位，大概就比較是肩峰鎖骨關節的問題。
- 若是搓揉的部位是在肩關節跟頸部之間的肌肉，則

很有可能是肌筋膜疼痛。

- 人走進來時兩手的擺動明顯不對稱，某一邊看來比較僵硬不自然，則表示是該側肩膀有沾黏，可能是沾黏性肩關節炎，通常也是比較慢性的病變。
- 肩膀疼痛厲害時，病人會比較不敢動，例如急性的運動傷害、痛風，或是肌腱發炎。
- 一邊肩膀不敢動，又可以看到手部也有僵硬或腫脹時，要將複雜性局部疼痛症候群列入考慮。
- 如果半邊的上肢跟下肢都活動較差，可能就表示病變不只侷限在肩膀，像中風病人走路時就會有其特別的步態。
- 若是一邊的肩膀包括手臂都軟趴趴地不能活動，或者是擺動的幅度不規則，但是病人其他方面看起來沒有特別異狀時，醫師反而會開始警覺：很可能是有較為重大的神經受傷，例如第五、六頸神經根斷裂、臂神經叢損傷或是腋窩神經損傷。
- 病人會不時擺動肩膀，或者是會用另一隻手幫忙做一些拉筋的動作，通常表示靜止的肩膀姿勢會造成不舒服，也許裡面有些水腫，必須稍微頻繁的活動

來緩解組織液堆積造成的痠痛。

- 邊甩頭聳肩邊走進來，那麼頸部的病變例如肌肉扭傷或肌筋膜疼痛等就必須列入考慮。

- 一邊夾著手機或提著電腦，一邊無精打采走進來，那麼可說是人贓俱獲，致病元凶很可能與該電子產品脫不了關係──也就是「3C產品症候群」之一。

對疼痛部位的處理

- 按壓尋找痛點。

- 動一動肩膀查看疼痛和活動情形。

- 請病人做幾個頭或肩的動作、測測力氣、感覺，必要時敲敲手肘或膝蓋，敲膝蓋的用意是在排除中樞疾病等。

- 說明初步的診斷、可能的檢查，及初步的處置。

- 說明治療方式後，醫師會安排複診時間，必要時會建議再看其他科別。

- 有些檢查可以立即做，有些須另外排時間。

- 領藥或接受復健以及其他治療。

整個診療狀況以及所花時間，會依病人及病情而有所

不同。這些過程以醫師的角度來看都有其內在意義，也大致上是診療其他疾病的標準流程。用醫學術語來說，便包含了病史詢問、理學檢查、實驗室檢驗檢查、診斷、鑑別診斷，最後就是治療與追蹤。

醫療專業，仍然離不開眾所周知的「大膽假設、小心求證」的基本科學法則，由第一眼看到病人時，病患的肢體語言已經提供了不少的訊息，醫師這時候也已經在心裡會開始做一些疾病的大致分類假設，安排下一步要如何詢問病人更具體的資料。用心觀察病人，在走進診間只是一個開始，有更多的疾病訊息必須要在接下來的病情問答、理學及實驗室檢查等就診流程中逐一取得，也就是要小心求證，才能規劃出最有效的治療。

從這些解說中，讀者朋友是否也可以領悟到個人無心的一舉一動，在特定領域的專業觀察中，其實透露了非常多的「潛在玄機」。古聖先賢教導我們要謹言慎行，可說是放之四海、百業皆準的至理名言。

以病患爲師，累積診療經驗

核對身分，請病人就坐後，醫師通常會開始問些問

題，也就是所謂的「病史詢問」。病人是疾病的直接受害者，是最了解疾病在他身上作怪的種種細節，所以有不少的看診過程，是有賴病人告訴醫師答案的；因此也可說，醫師經常必須以病患為師，從不同的病人身上累積診療經驗，才能發掘疾病的全貌，救治更多的病人。

　　針對肩痛的診療，醫師常會詢問的問題背後，自有潛在的意義：

哪裡不舒服

　　讓病患提出前來就診的原因，是病歷紀錄中的「主訴症狀」（英文簡寫 CC），包括病痛的位置、病痛的性質。以五十肩為例，病痛的位置是在肩膀，病痛的性質大多是肩膀痠痛、手抬不起來、壓到就痛、做某些動作就會痛、手伸不到後面等等，但如果主訴是手麻、肌肉萎縮等就要注意有神經疾病的成分在裡面。

痛多久了

　　可以了解現階段的肩痛是急性？還是慢性。比較常遇到的，是病人說：「有兩三個月了，上個禮拜突然痛得更

厲害」、「兩年前曾經發作過一次，最近兩星期又犯了」之類的慢性加急性狀況。

是什麼原因所引起

嘗試找出病因，若是跌倒或拉扯等意外，則多是屬於受傷性的，例如有的人是跌倒時手臂緊急支撐體重，或是心血來潮突然做了幾十下伏地挺身之後發生的。若是病人想不出有相關聯的事件，則比較是慢性的或退化性的，例如抱小孩、搬貨、常態打乒乓球、經常提炒菜鍋……等等，病人比較不以為意的習慣性動作，所以醫師有時會追加詢問常做的動作或是從事職業等的資訊。

是突然發生？還是慢慢出現的

想不出前面所述的有關聯事件，或有多重可能性時，可以用症狀發生的模式，去分析時間上的關聯性。突發性的以受傷或是發炎較多；慢慢發生的則大多是慢性過勞，例如揹背包、長期開車、打電腦之類的動作。有些則是冰凍三尺，因某個突發事情而爆發。

在什麼狀況下會疼得比較厲害

問病痛的發作時間，是一整天？或是只有睡覺時？或只有在活動的時候？會使病痛嚴重的動作，是手臂向上抬？向後伸？向外展？側睡壓到時？提物品時？或是不動也會痛？

什麼方式會減輕疼痛

休息？肩膀動一動？按摩？沖熱水或熱敷？吃藥？

從事什麼工作

是補充了解引起發病，以及加重疼痛等的背景因素。

曾經患過的疾病？或現在有的疾病

參考是否與現存疼痛有因果關係，以及作為治療方式的選擇，舉例來說，如果手臂曾經骨折打過石膏，那麼就容易變成肩關節沾黏；如果上臂還留有鋼釘或是裝有心律調節器，就不適合在該側肩膀實施短波治療；如果病人患有糖尿病，則療效的進展可能會比正常人慢；如果有尿酸

過高的病人，就要同時控制降低尿酸。

有沒有在其他醫療院所做過什麼檢查或治療

例如曾經照過 X 光檢查，就應避免短期內重複暴露輻射，已經在服用的藥物，就不宜重複再吃以免過量；當下看診的醫師也可兼參考別處的診療成效，減少重複無效的治療方法，以便盡快減輕病人痛苦，並有效利用醫療資源。

除此之外，醫師有時會視需要追加一些問診內容，有時候上述各項問題，病患會在自己敘述中主動提到，這時醫師也會將問題予以簡化或刪除。若是病患的敘述內容較為片段、長遠或是繁瑣，醫師就必須要發揮編輯整理的功力，萃取出跟這次病情最為相關的資訊。

這些「理學」檢查

　　看過、問過、聽過病人主訴後，大致上已經可以確定或排除眼前來看診的病人，疼痛的不舒服是否為肩膀所引起的病變，這時該是換醫師採取檢查行動了。

動手檢查病人的肩膀

　　在這之前通常還有一個但書，那就是醫師會請病人自己指出肩部疼痛的部位或是「複製」會引起肩膀疼痛的角度或動作，以方便醫師聚焦心裡已經初步有譜的病變，進行較為精準檢查與證實。

　　看看局部有沒有紅腫熱痛的發炎反映，確定有沒有麻木等感覺變差的部位；觸摸有沒有肩關節組織的變形或腫塊；按一按疼痛的部位，再親自確認一次；看過病患造成疼痛的所有動作後，有一些標準的理學檢查流程會先進

行：

肩關節活動度的測量

肩關節活動共有：

- 彎屈，手臂向前抬。
- 伸展，手臂向後抬。
- 外展，手臂伸向身體側面。
- 內收，手臂伸向對側。
- 內轉，上臂旋轉向身體，類似拍胸脯動作。
- 外轉，上臂旋轉向外，類似反手拍動作。
- 迴轉，大車輪動作。

這些方向的肩關節活動度測量，每個動作都有正常的活動角度值，簡寫為 ROM，是 range of motion 的縮寫。醫師會記錄初次診療時病人在哪些角度上有活動度減少，當作日後評估治療成效的比對參考。

肩膀的各種活動範圍，由特定肌肉或肌肉群主導，它們好比是主帥，又有相關肌肉如副將般從旁輔助，也有部分肌肉當作監軍，對衝鋒過頭的肌肉踩剎車，讓動作能夠平穩順暢，所以醫師經由偵測，看哪一個動作角度受損，

便可以知道是哪一條或多條肌肉或肌腱有問題。

活動角度所代表的病情

活動角度的記錄，可再分為主動（AROM）及被動（PROM）兩種，主被動角度減少各有其意義，舉例來說：

肩膀的外展角度

肩膀的外展角度是 0 到 180 度，如果肩膀不能主動的外展，或只能打開到某個角度，但是可以被動的用外力抬到正常角度，那麼醫師就會考慮到幾種可能：

- 負責向外展肩膀的肌腱發炎，主要是三角肌與棘上肌，以致要主動收縮時會痛就不敢動。
- 肌腱部分斷裂或是全斷了。
- 支配肌肉的神經有病變，以致肌肉無力。

這時如果由醫師幫病人抬起來時，是可以被動抬到正常外展角度的。若是主動也不能外展，被動也抬不動，那就表示有肩關節的沾黏了。當然醫師腦中仍然會先排除種種其他可能性，例如病人怕痛、抵抗醫師抬高；中風病人內收肌肉緊繃抬不動；肱骨頭異常等等。

加深病人印象的自我測試

其他方向的肩關節活動測試，也是用相同邏輯檢測，為了加深病人印象與自我測試，有時也可以用生活上常做的動作來描述是哪些動作受影響，例如：

- 輕度：向前彎屈角度變差影響梳頭。
- 中度：患側手摸不到耳朵。
- 嚴重受限：患側手搆不到嘴巴。

又如向後可以抬到多高？也可以代表伸展受限的嚴重度，例如：

- 輕度：女性反手扣不到胸罩。
- 中度：無法向後繫腰帶。
- 嚴重受限：如廁後擦拭受限。

是否併有頸神經根的壓迫病變

有時候醫師也會做一些簡單的肌肉力量測試、感覺反映、肌腱反射等比較屬於神經學方面的檢查，這些是為了過濾是否併有頸神經根的壓迫病變：

- 若是某一條頸神經受壓迫，則該神經所管轄的感覺

區域，會有疼痛或麻木感，所支配的肌肉會比較無力，肌腱反射也可能會降低。

● 若是還有所懷疑，便會再做一系列的誘發動作，例如請病人仰頭、轉頭、按壓頸部等，目的就是爲了「複製」病人的症狀來確認病變的來源（病灶）。

當然針對主要的肩部症狀，也有一些特別的誘發複製動作，來進一步確認，後面將會接著逐一介紹。

肩痛的誘發測試檢查

　　誘發測試就是醫師根據前面的觀察、問診以及常規的肩膀動作檢查資訊，如果覺得還需要更確定的時候，就再做一些有針對性的測試，這些測試都是依據肩膀的解剖結構，加上前輩醫師的經驗所結合，所以有些測試方法就以提出來的醫師名字來命名；對於協助確定診斷很有幫助。

　　這些誘發測試，大多是可以空手拿分的簡單方法，卻能夠相當程度地代表肩膀部位常見的病變徵象，另外還可檢查其他肩膀的病變，包括肩膀前方、下方、後方、關節盂、肩峰關節……高達百種以上。當然這些檢查還是有不夠完備的地方，是有其靈敏度與特異性的限度，例如史畢茲測試就具有很高的靈敏度，但是卻有偏低的特異性，意思就是如果肱二頭肌長頭肌腱有病變時，史畢茲測試陽性的機率就很高；但是卻並不一定只有肱二頭肌長頭才會造

成史畢茲測試陽性。

　　做肩痛誘發測試，也跟病人能否合作有關，因大多是要找病人痛處的麻煩的，所以有時就需要藉助儀器再進一步檢查，在此只先做概要的介紹，還有更多的細節考量都需醫師在整合所有的檢測結果後，才能夠下定論。

疼痛弧測試

　　常用來檢查肩夾擊症候群，指棘上肌被「肩峰」和「肱骨」上下夾擊。

- 病人坐或站著。
- 患側手臂伸直、向側面外展。
- 如果側抬到 60-120 度的範圍會引起疼痛，超過 120 度之後就又比較不痛，代表可能有肩夾擊症候群。

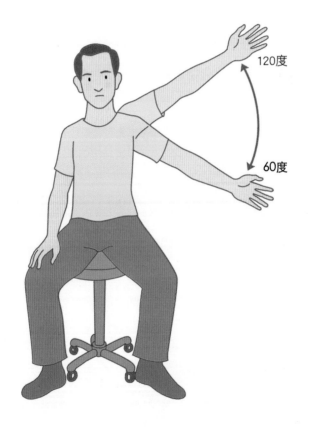

降臂測試

這是測試棘上肌有無拉傷時採用。

1 醫師由病人後方將患側手臂抬高90度↓

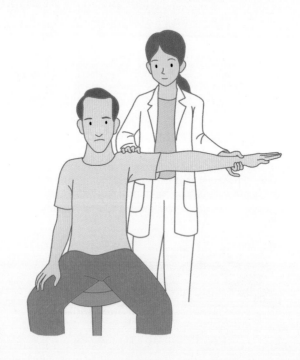

2 放手請病人自己降下手臂，如果下降的過程中病人有疼痛不順的話，代表可能有棘上肌拉傷↓

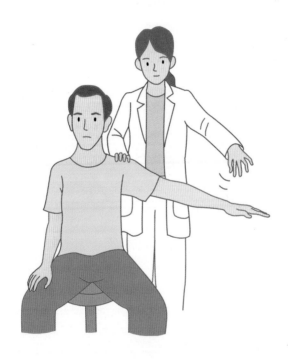

棘上肌測試

這項測試又可稱爲「空罐測試」或「肩外展測試」；本測試跟降臂測試一樣，也是測試棘上肌有沒有拉傷時用的。

- 病人手臂向前抬高 90 度，大拇指朝地面（肱骨內轉）。
- 醫師壓著病人的前臂向下，病人要出力抵抗下壓。
- 如果疼痛或是痠軟無力，代表可能有棘上肌拉傷。

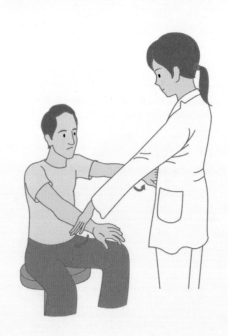

水平內收測試

這是為了測試肩峰鎖骨關節退化，以及肩峰下旋轉肌被夾擊所使用的。

- 病人手臂向前抬高 90 度。
- 醫師一手扶住病人肩膀，一手將病人手臂推向身體對側內收，如果肩部疼痛則為肩峰鎖骨關節退化，或肩峰下旋轉肌被夾擊。

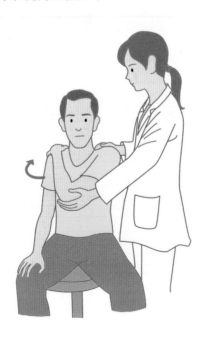

尼爾測試

這是測試棘上肌、棘下肌以及肱二頭肌長頭有沒有被夾擊時採用的，但仍以棘上肌為主。

- 病人前臂向內轉（掌心向前）。
- 醫師穩住病人肩膀，將病人手臂向前抬起，如果舉起病患手臂時，肩部前外側會疼痛就算有問題。

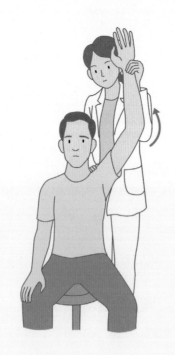

郝金斯・甘迺迪測試

這是測試肩峰下面的夾擊症狀所採用。

- 病人手臂向前抬高 90 度，手肘也彎曲 90 度，並且肱骨內轉。
- 醫師以一手穩住病人手肘，一手從病人前臂近手腕處將上臂（肱骨）內轉，如果肩峰部位疼痛就是有肩峰下的夾擊症狀。

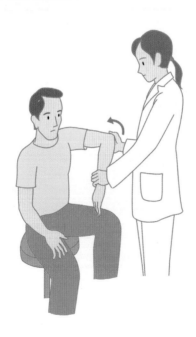

史畢茲測試

這動作測試的是肱二頭肌的長頭。

- 病人手臂向前抬高 90 度，手肘伸直掌面向上。
- 醫師壓病人前臂向下，請病人出力對抗，如果肱二頭肌部位疼痛就是肱二頭肌的長頭有問題。

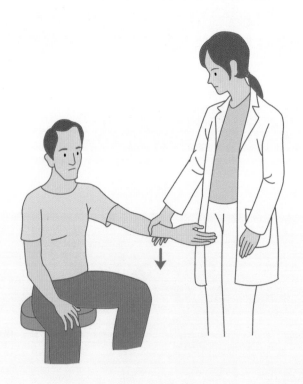

優格森測試

這是測試肱二頭肌的長頭肌腱在肱骨部位的病變。

- 病人手臂下垂，手肘彎曲 90 度，掌面向下。
- 醫師一手握住病人前臂近手腕處給予阻力，請病人作前臂旋後（掌面翻向上）及肩外轉的動作。
- 如果肱二頭肌肌腱部位有疼痛則是有病變發生。

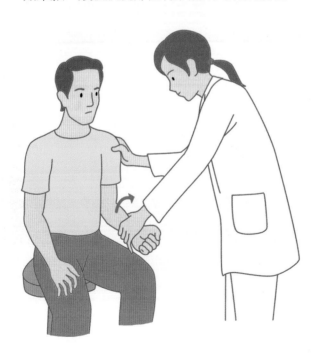

五十肩的檢驗室檢查

　　經過問診與理學檢查後，醫師心裡面的診斷以及治療的規劃已經隱然成形，大多數的病人在這個時候都可以進入治療階段。

　　然而對於部分病人可能仍然存有疑慮，例如診斷還不夠明確、確定治療的部位與種類、病人可能還有其他病變須排除、肩膀的病變看來會需要比較侵入性的治療等等，這時候就必須考慮做一些使用儀器或實驗室的檢查，來做最後的裁奪。這些檢查／檢驗的種類繁多，本篇將簡單介紹較常用來確定或排除肩膀疾病的檢查，至於其他偶爾會做的例如抽取關節液、血液生化檢查等就不再贅述。

X 光檢查

　　最為人知的就是 X 光檢查，在肩膀部位，可以檢查

出骨骼方面的異常，或是肌肉肌腱的鈣化；骨骼的影像會包括解剖部分所介紹的肩胛骨、鎖骨以及肱骨，包括它們是否有骨折、退化長骨刺、變形、長腫瘤等，以及由骨頭彼此之間的相對位置，看有沒有移位、脫臼等現象。

　　五十肩因為是以肌腱和關節為病變的主要部位，而且又有放射線暴露的問題，所以不像創傷性的病變一般，將 X 光作為常規檢查。

磁振造影檢查

　　是很精密的影像檢查，能夠清楚顯示肩關節跟周遭組織的解剖結構；所以對骨頭病變、腫瘤、肌腱發炎、關節或滑液囊積水、肌腱撕裂傷等等狀況，都有很好的協助診斷效果，也常常是有考慮做任何外科處置時的依據。

　　磁振造影也有一些在檢查肩關節組織方面的弱點，就是檢查角度固定，沒辦法隨時視情況做動態檢查（譬如有些輕微撕裂傷需要將肌腱拉長時才看得到），不能配合即時治療，需要特別安排時間等等，另外成本昂貴較不適合

輕症廣泛使用也是一項限制。

超音波檢查

隨著影像處理技術的進步以及醫療方法的研發，近年來比較被常用來檢查五十肩病變的方式，是軟組織超音波檢查，它是將少量對身體無害的超音波，打進肩膀周圍組織，而超音波經過不同密度的組織會有不同程度的反射現象，超音波儀器就是重整這些反射波，組合成為能夠反映檢查部位結構的影像，醫師便可以用這種非侵入性的檢查探測出肩膀的病變部位、性質、大小，並且作為接下來治療處方的參考。

如果是有需要立即處理的狀況，還可以經由超音波的導引進行一些處置，例如：

- 發現有滑液囊或是關節囊明顯積水，而且病人疼痛嚴重時，可以考慮使用空針將堆積的組織液抽掉。
- 如果某一條肌腱有局部發炎，考慮打類固醇止痛時，超音波導引注射可以讓針極準確地注射到想要治療的部位。

● 若是有發現不明腫塊，須要進一步檢查時，超音波可以指引正確位置讓醫師執行組織切片檢查。

● 某些慢性受傷的肌腱及周圍，會因小出血累積成鈣化斑塊，若是醫師判定鈣化點較大、而且是造成病人疼痛的主因時（雖然有時候鈣化並不一定會造成症狀），會考慮使用空針將鈣化斑塊戳碎，超音波也可以讓這些斑塊無所遁形。

軟組織超音波的優點是對病人無害、檢查費用低廉、體積小、機動性強、操作方便、可以做肩關節的動態檢測、可以朝組織做多方向的顯像造影、靈敏度與可信度都不錯、可以隨時搭配進行更精確的治療、方便安排多次的追蹤檢查或處置。

因為有上述眾多的優點，所以使用軟組織超音波檢查來輔助五十肩等骨關節病變，這幾年來無論在國內或國際醫療界，業已蔚為風潮，受到多數醫療單位採用。

肌電診斷檢查

在較為少見的情形下，醫師會因為考慮到可能存在的神經傷害，例如腋窩神經損傷、頸部神經根壓迫或是臂神經叢損傷等情況，而安排肌肉神經的電生理學檢查，就是一般說的「肌電診斷檢查」；若是懷疑肩痛是骨頭腫瘤、骨髓炎或交感神經失養症引起的，也會安排骨頭掃描。

總之，五十肩的病變，相對於其他器官系統的疾病較為單純，所須採用的診斷檢查種類並不多，確定診斷之後，接下來就是整合所有發現，安排各種解除病痛的治療了。

第四章

肩痛的解除

症狀解除，只是醫療的開始

　　醫療的終極目標就是解除患者的病痛，但即使是醫療資訊逐漸發達的今天，仍然還有不少病人會認為解除了身上的切身之痛，就是完成醫療。

　　實際上，五十肩症狀的解除，只是醫療的開始，要完整解除病痛的方式，除了消除病人現在正承受的痠痛等症狀外，也須為病人考量「如何減少疼痛復發」的機會。

監測治療指標一：疼痛減輕

　　以症狀的解除來說，疼痛的減輕是首要目標，這裡又有些眉角要注意了：

　　疼痛指數分為 10 級，最痛的狀況是滿分 10 分，不痛 0 分，4 分以上就算是中度疼痛。通常經過治療，能夠將原本的疼痛指數降低 2 分以上，或是治療到疼痛指數剩下 3 分或以下的輕度疼痛，就是所謂的「有效」降低疼痛的治療。以治療五十肩而言，有時候病情還是會有些症狀的起伏，所以病人接受治療需要有些耐心，並不是一蹴可幾的。

監測治療指標二：活動角度進步

　　肩膀活動角度的進步，可以當作監測治療進展的一個指標，但活動角度的進步，有些方向會比較快，有些方向較慢；例如肩膀的伸展，加上內旋的動作，常常是最慢恢復的。

監測治療指標三：日常生活功能進步

　　當疼痛減輕或是軟組織的緊繃緩解時，肩膀活動角度的增加，會反映在平常活動中。例如病人可能由手臂抬不起來，進步到可以刷牙，接著可以梳頭，再來可以曬衣服，當然，病人也會欣喜：「活動自如、不痛的感覺真好！」

用於五十肩的「非類固醇抗發炎藥」

傳統上，多數人都認為疾病的治療就是希望「藥到病除」！在台灣確實也有不少人到醫療院所看病，沒打針吃藥，就覺得怪：「怎麼會有效？」那麼治療五十肩，是不是也應該要吃藥呢？我們用數據來解釋好了：

五十肩保守復健治療，有效比率可以高達八到九成；但是服用藥物的有效比率，卻只有五到六成左右。

也就是說，光是靠藥物來治療五十肩，恐怕有將近一半的人會覺得無效，所以藥物並不是醫師治療五十肩的最優先考量。

但是有些病人可能因為工作時間、家庭因素等，無法接受完整的治療模式，或是夜間疼痛影響睡眠起居，這時仍然必須考慮採用藥物的治療，而使用的藥物大多是優先考慮「非類固醇抗發炎藥」（英文縮寫為 NSAID），因為可以消炎消腫，同時可以止痛，對於較急性的拉傷、肌腱

發炎（不是病菌感染的發炎），軟組織水腫會有療效。

這些 NSAID 也可分內服或外用，基本成分都類似，內服藥物的優點是方便，吞下去就好；可以選擇長效或短效型、若是身體其他部位有疼痛也可以有療效。但缺點是有時會刺激腸胃、效能較不特定集中於肩部、也不宜長期服用。外用的藥物例如貼布或藥膏，可由患處皮膚進入疼痛處，局部藥效較佳，也較不會刺激腸胃，它的缺點則是選擇性較少、使用上較麻煩、有的人會皮膚過敏。

至於比較強效的止痛藥例如可待因、嗎啡等，大多為管制用藥，並有如藥物成癮等副作用，並不建議使用。有些病人會因為肩膀的疼痛，而引起肩頸部位肌肉緊繃，這時醫師會加點讓肌肉鬆弛的藥物併用，大部分的病人並不需要。

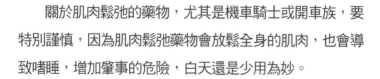

關於肌肉鬆弛的藥物，尤其是機車騎士或開車族，要特別謹慎，因為肌肉鬆弛藥物會放鬆全身的肌肉，也會導致嗜睡，增加肇事的危險，白天還是少用為妙。

吃葡萄糖胺有效嗎

這是在門診時，常被病人或家屬提到的問題：「吃葡萄糖胺有效嗎？」

答案是：兩者基本上是不相干的！

葡萄糖胺的作用是以保護關節軟骨、促進關節潤滑為主，而五十肩的病因，則大多是屬於「拉扯」而非像膝關節退化的「壓迫」所造成的。

所以葡萄糖胺一則不是藥物，二則五十肩疾病並非很需要去促進關節的潤滑作用，除非真的有肩關節退化，否則並沒有必要為了五十肩的治療，而去服用葡萄糖胺。

五十肩的症狀起因於骨骼、肌腱、韌帶等軟組織病變為多，藥物治療的有效率並不算高，所以建議不要以服用藥物作為第一線或是唯一的治療，應加上後面陸續提到的治療方法為主，有效恢復健康的比率才會大幅提高。

對軟組織疼痛
有效治療的復健

　　近年來，很多人都已經知道復健治療對於軟組織疼痛有不錯的療效，五十肩的治療也是一樣，復健治療確實是屬於較爲理想的方法，除了進行診斷、檢查、有效治療外，甚至可以延伸到「預防復發」的衛教服務。即使是少數需要手術治療的案例，在開完刀之後仍還是有復健的需求。

　　復健治療的內容主要是運用冷、熱、電、光、操作、運動等的「物理治療」以及促進生活功能恢復的「職能治療」外，還包括藥物、注射治療、超音波檢查及導引注射。除此之外，還能結合電腦科技，提供「寓治療於娛樂」的虛擬實境智慧復健。

冷療

　　主要用在急性傷害，可以減少出血、降低肌肉痙攣、減輕疼痛，缺點則是減緩傷口癒合及組織代謝。常用的方法有冰敷、冷噴劑、泡冷水等等，一次大約治療10-15分鐘。在開放性傷口、雷諾氏症（遇冷血管會緊縮、發紺）及循環不良的人要避免使用。

熱療

　　熱療分爲淺部熱以及深部熱，急性期以後的肩痛大多會使用熱療。

淺部熱

　　熱敷、熱水、電毯、石蠟浴和紅外線屬於淺部熱，僅可透入皮下0.5公分以內，但可促使局部反射性循環增加，每次治療約20分鐘左右。

熱敷和冷敷的不同：

急性的軟組織受傷（例如關節扭傷、肌肉拉傷、韌帶肌腱撕裂傷、皮膚挫傷、撞擊出血等），在發生的 24-48 小時之內，都建議使用冰敷。不用熱敷的目的，是減少熱敷造成血管擴張，增加後續出血腫脹的危險。附帶說明，急性軟組織運動傷害的處理原則就是所謂的「RICE」或「PRICE」：P 是保護，R 是休息，I 是冰敷，C 是壓迫、E 是抬高。

深部熱

超音波、短波和微波屬於深部熱，可透入組織 3 公分以上。

● 超音波

是具有振動、按摩，及組織生熱的高頻聲波，使用於接近骨關節界面，或韌帶等可以轉換成熱能的組織，治療時間 6 分鐘為宜。

● 短波和微波

是電流通過含水量多的組織感應而生熱，可以使用在肌肉、關節囊或滑液囊等深部熱療，但是若肩關節附近有金屬植入物則不可使用，治療時間 20 分鐘。

電療

最常被使用的就是干擾波，它是兩組不同頻率的中頻（1k 到 10kHz）電流，進入體內後互相干擾而產生低頻（小於 100Hz）的電刺激，具有止痛、消腫、按摩等效果。

經皮電刺激，是在皮膚部位給予輕量電流，造成感覺訊號上傳，它占用了疼痛的感覺上傳路線，因而可減少疼痛；干擾波與經皮電刺激每次治療約 15-20 分鐘。

光療

用在肩痛治療，主要是以低能量雷射造成肌腱韌帶等組織的生理及代謝效應，可以減少疼痛、減輕發炎、促進癒合，每次大約 4-15 分鐘，依能量不同稍有出入。

操作療法

包括按摩、鬆動、牽引，以及其他的手法治療，作用在於以力學的方法，來達到減輕疼痛、減少組織沾黏、放鬆肌肉、降低攣縮、增加活動角度等目的。操作的方法必須視肩痛的來源及所要達到的效果而定，有時為了鬆動組織，也會使用深部按摩器具。

運動治療

是整個復健治療很重要的一環，除了減輕症狀、回復功能之外，要避免肩痛復發也須持之以恆的運動。肩痛運動治療的種類很多，以出力模式來說，包括被動、輔助、主動、阻抗等方式。以運動的形式來分，則有鐘擺運動、肩輪、壁梯、爬牆、毛巾操、滑輪、擴胸、甩手等；運動治療以不造成劇烈或持續的疼痛為前提，依照病變的來源及進展情形，由醫師或治療師提供較為合適的建議。

職能治療

有些長期肩關節活動不良的病人，可能會發生日常生

活功能退步，特別是年齡較長、活動意願不高、沾黏嚴重、或是開完刀功能減損較多的人，這時適當的以較為生活化的職能治療介入，比較能促病人進接受治療的動機，也可進一步提升病患的生活品質。

整體性的復健治療

上述各種的復健治療，需要整個復健醫學團隊的合作及病患的配合，再加上後面將介紹的侵入性注射治療，至少有八到九成的肩痛可以迎刃而解。

整體性的復健治療，不只是希望減輕病人的痠痛，還要讓肩膀有正常的動作、力量，以及穩定性。

事實上在治療其他疾病時，「恢復功能」可說是復健治療的終極目標，希望讓病人能盡量回歸正常的社會角色，套一句復健醫學界的名言：「醫學為生命添加歲月，復健為歲月添加生命」，意思是醫療進步可以讓人的壽命延長，而復健，則可以讓人的壽命增添色彩。

五十肩的針劑療法

　　隨著醫療科技與觀念的進步，較具侵入性的注射治療漸漸較爲普及，注射的內容也變得多元化，因此注射治療在五十肩的各種療法中，也逐漸占有一席之地，已經不再被歸類於保守治療失敗時才使用，而是有時可以配合精準的診斷，在治療早期就介入，所以現代的注射治療並不只是以前刻板印象中的打類固醇，或是麻醉劑，病人及醫師都有更多的選擇來促進療效。

類固醇

　　俗稱「美國仙丹」，就像刀的兩面刃，可以救人也會傷人，如果適當使用類固醇，對於局部軟組織的發炎，有快速消腫止痛的效果。但也因爲類固醇會抑制發炎反映，如果過於頻繁使用，將造成受傷部位的癒合過程受到影

響，肌腱組織會變得脆弱，劑量累積也會有全身性的副作用。比如月亮臉、水牛肩、骨質疏鬆、血糖升高、皮膚薄脆、免疫力差等等。

類固醇的使用建議：

只在急性疼痛影響到生活作息，而且保守療法效果不佳時「謹慎」使用。建議每年不超過 4 次，每次間隔兩周以上較安全。

麻醉劑

麻醉藥物局部注射可以阻斷神經，常常配合類固醇一起使用，除了可以讓病人感覺立即不痛之外，也可減輕類固醇藥物顆粒對組織的刺激；有時候也可以單獨注射來止痛，要注意不可誤打入血管內，會抑制心跳呼吸。

玻尿酸

是最近比較受重視的肩關節注射方法，尤其是可以用

軟組織超音波導引注射，來增加定位的準確性。玻尿酸可以打在肩關節內，也可以打在磨損或撕裂的肌腱附近，它具有抗發炎、抑制疼痛、潤滑組織、協助癒合等功用，又沒有類固醇藥物的副作用，安全性及有效性都頗受臨床醫師肯定。

濃縮血小板（PRP）

人體受傷出血後，血小板會在傷口處聚集凝結，並且釋放出組織生長因子，來促進傷口組織的修復。濃縮血小板治療方法，就是利用病人身體抽出的血液，用離心機分離後，抽取其中富含血小板的血漿，打入受傷部位，就可以促進傷口的癒合與組織的再生。因為是用自體的血液，所以沒有排斥或過敏的問題；至於其療效長短以及有效程度等，則有待更多研究來確定。

增生注射療法

這是近年來逐漸有醫師採用的注射治療，主要是注射刺激組織生長的因子，較常用高濃度葡萄糖，也可以用甘油、維他命、酚劑或是上述的 PRP 等，經由注射這些增

生劑到受傷或退化的肌腱韌帶，或接骨點等部位，溫和的刺激產生發炎並引發修補反映。增生注射療法也可以當作慢性肩痛的治療選擇，但是療效尚待確定，接受治療前後幾天，也不能吃消炎止痛藥。

乾針

如果超音波檢查發現肌腱明顯鈣化，而且臨床症狀可以歸因為鈣化點所造成的話，有些醫師會考慮在超音波導引下，使用打針的針頭，接近鈣化處重複戳擊，將硬塊打碎，讓身體自然吸收小碎塊，也造成另種模式的輕微發炎，引發組織修補機制，對於較為頑固的鈣化性肌腱炎，有幫助減輕不適的功用。

鹽水膨脹療法

由韓國復健醫師所發明，是在壓力計的監測之下，利用針極將生理食鹽水打入肩關節囊，目的是把沾黏萎縮的關節囊撐大，可以用來治療沾黏性肩關節囊炎，國內目前尚未普遍使用。

這些的注射治療，都是針對肩膀軟組織病變可以使用

的方法。另外，若疼痛是因為肌肉緊繃所引起時，也可用特殊針極加上電刺激治療。注射治療的方法以及注射內容物趨向多元化，未來應該也會繼續研發出更進步的療法，例如幹細胞或是萃取生長因子等；對於肩膀疼痛的病患是一項福音，但是每一種療法都有其適應範圍以及可能的缺點，必須由醫師仔細評估，再做最適當的選擇。

解除五十肩疼痛的其他療法

　　無論病人接受的是哪種治療方法，在療程處理後，都還是要繼續接受復健治療以及居家運動，並且在疼痛許可範圍內，積極恢復日常功能性的活動，才能避免後續的組織沾黏而導致前功盡棄。

　　接著來介紹三種常見的其他治療方式：

震波治療

　　震波治療概念，起源於腎結石的震波碎石治療技術，試想如果連硬如石塊的腎結石都可以打成粉碎，那麼用重裝武器來對付相對較為輕症的肩膀組織鈣化或沾黏，豈不是手到擒來？

　　的確震波治療對於肩部的肌腱韌帶發炎沾黏，有七到八成的效果，而且由於醫學工程技術進步，震波治療儀器

已經可以更爲輕量化、並降低製作成本。震波除了直接產生快速張力波（聚焦式震波），可以撞擊鈣化或纖維化組織，也可以產生較小的張力波（散焦式震波），打入骨骼關節及肌腱韌帶等組織內，造成輕微的破壞性刺激，促使組織反映產生修補再生作用。

因此在剛做完治療前幾天，病人反而會有痠痛、腫脹感，是一種「先破壞再建設」的療法。病人每次治療會接受上千次的震波，每次都有類似氣爆的聲音。此種震波治療只有部分院所有提供，也屬於健保不給付的自費範圍，考慮治療前宜多詢問清楚。

麻醉鬆動法

對於超過三個月以上慢性、重度的肩膀關節沾黏，而且保守的復健治療、藥物治療，都沒有理想的效果時，爲了盡快打破疼痛的惡性循環：不敢動→沾黏→內在水腫→疼痛→更不敢動，有時就必須採取霹靂手段，強迫扳動肩膀關節來增加活動角度。但是這種以類似暴力手法來拉鬆軟組織的方法，可想而知一定非常痛，所以必須先將病人全身麻醉，而且必須避免傷到關節或旋轉肌袖。當很多沾

黏組織被硬扯開，難免會有內在組織受傷，且當麻醉藥力消退後，病人仍然是會產生疼痛的。

雖然麻醉鬆動法可以很有效增加病人關節活動角度，做完後平均角度可增加 70 到 180 度；但是如果沒有繼續維持活動的話，仍然會再度沾黏。所以建議在接受過麻醉鬆動法之後，應該要接受消炎止痛藥物及復健運動治療，來維持長期療效。

手術治療

當肩部的疼痛，起源於旋轉肌袖完全的撕裂傷、或是冰凍肩保守治療效果不彰、或是肩峰鎖骨關節長出骨刺明顯夾擊旋轉肌腱時，有時就必須考慮侵入性的手術治療。

近年來關節鏡手術的進步，造福了不少病患，可以讓傷口盡量變小，功能恢復的時程加快。醫師將大小如鉛筆的關節鏡，放入肩關節腔內時，可以修剪一些磨損的組織、清理已經掉落的游離碎片、將緊縮的關節腔撐大、縫

合斷離的旋轉肌腱。而傳統的一般手術，必須切開三角肌或切開關節囊，破壞性比較大，所以慢慢的較少爲骨科醫師採用，但是如果肩關節盂習慣性脫臼以致關節結構破壞，或是有肩峰鎖骨關節明顯退化，必須磨除骨刺或修補韌帶重建關節時，仍然會使用傳統的開刀方法。

　　一般而言，手術治療大概可以達到八九成的療效，雖然跟保守治療的最終有效比例差不多，而且增加了一些麻醉以及組織破壞的不確定性，但是可以縮短療程，具有「長痛不如短痛」的優點，可以當作保守治療的後援療法。

病友當自強

　　病人在痠痛發作的時候，一心一意只求趕快閃躲和解除疼痛，這時候病人經常會減少某些角度動作，以免踩到疼痛的紅線；等到疼痛減輕時，就會發現肩膀有些動作作不出來，原來肩關節在過度保護之下，已經開始出現沾黏了。平時越少作的動作方向，越容易組織沾黏，大部分病人到了這時候，才會開始努力加碼作運動；但是問題還沒有結束。

　　有的人洗澡時，會發現怎麼肩膀比起另外一邊看來變小了？有的人則發現以前可以提的重物，現在怎麼舉不起來了？原來肌肉已經發生廢用性萎縮了；這就是標準的肩痛發展歷程。如果沒有適時的注意介入，則肩痛的恢復將會變得漫長、病人復健情緒沮喪。所以在肩痛就診的時候，醫師通常就會提醒病人「肩部運動」的重要性。

完整診療的流程與目標

- 減輕痠痛。
- 回復關節活動度。
- 恢復肌肉力量以及正常生活功能。
- 適當運動避免復發，包括了要注意減少會引發疼痛的動作。

在這些治療流程中——

肩部的復健運動，其實從減輕痠痛的階段，就應該開始加入！醫師或治療師這時候就可以指導病人，在不痛的範圍內活動。

例如若是上舉到 90 度的時候會痛，那就可做類似甩手般，不超過直角的高度，也可以試著找出不會引起痠痛的動作模式，或是用好手協助痛側運動。還要包括全身性的體適能運動，來維持心肺功能，不要因為肩部的疼痛就灰心喪志，全身都不動了。

不動，對身體產生的副作用

除了前面 3C 篇所說的，久坐不動會導致肥胖、骨質疏鬆、高血壓、血管硬化、下肢靜脈栓塞、肺栓塞等等之外，全身性不動例如開刀、昏迷或重病臥床等，還會影響到不同的系統運作，例如：

神經系統

病人的認知變差、感覺鈍化、交感神經失調。

心肺系統

會有心跳加快、姿態性低血壓、肺活量降低等。

內分泌系統

會發生血鈣增高、多尿、電解質失衡等。

腸胃系統

如便秘、胃酸逆流、胃口差等狀況發生。

皮膚系統

皮膚鬆弛萎縮、易生褥瘡。

肌肉骨骼軟組織

局部性不動，例如打石膏固定或是疼痛不敢動等，對於肌肉骨骼軟組織最重要的影響，則是會造成骨質疏鬆、脂肪堆積、軟骨壞死、韌帶脆弱、關節緊繃、力量減退、肌肉萎縮等等負面影響，急性肌腱拉傷的不敢動，或是慢性冰凍肩病人，就常會有這些狀況。

據研究統計，如果肌肉因故不動，則肌力每天會衰退1% 左右，最多可以減少超過 40%；即使傷病後恢復運動，一年之後仍然可能只能恢復 80%-90%，這種狀況對於活動量大的年輕人，尤其是職業運動員的傷害是很嚴重的。可見不動則一無是處，活動則好處多多。

尤其早期運動，可以預防廢用性不動症候群的產生，在肩痛治療的早期，就應該介入是無庸置疑的，而在治療

中後期，要恢復關節活動度以及肌肉力量時，運動的角色就更不言可喻了。

前面所介紹的各種有效的治療方法，都是為了減輕痠痛症狀，促進組織修補癒合，算是治療肩痛的打底工作，運動治療才是恢復正常肩膀功能、避免肩痛再犯的不二法門，接下來在第六章，會有專門介紹肩部運動治療的圖文讓讀者朋友更容易理解。

第五章

肩部疼痛的黑名單

肩部疼痛第一名，
肩夾擊症候群

肩夾擊症候群，高居肩部疼痛原因排行榜第一名，顧名思義「夾擊」就是兩個較堅硬的部位，上下夾殺中間較軟的組織。發生地點在肩關節的外緣，兩個較堅硬的部位一個是在上方肩胛骨的肩峰，包括肩峰鎖骨關節、喙突、及兩者之間的喙峰韌帶；另一個是在下方的肱骨頭上緣及肱盂關節。

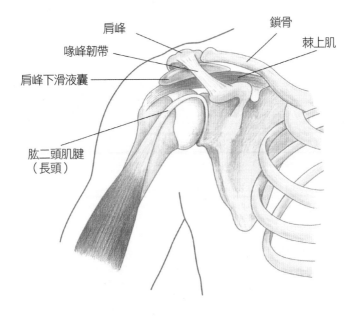

肩峰

鎖骨

喙峰韌帶

棘上肌

肩峰下滑液囊

肱二頭肌腱
（長頭）

　　上下兩個硬組織，及前後緣的肩峰與喙突骨幹，形成了一個固定的空間叫作肩峰下腔；被夾在中間的受害者最主要就是棘上肌，尤其是肌腱快接近附著點（肱骨頭大粗隆）附近的一段。另外肱二頭肌的長頭肌腱以及肩峰下滑液囊也都在裡面。

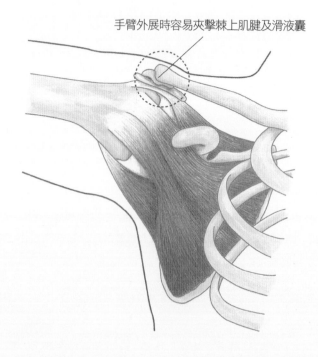

手臂外展時容易夾擊棘上肌腱及滑液囊

當肩膀抬高，或是外展、尤其超過90度時，肱骨頭會往肩峰靠近，這時肩峰下腔的空間就會變窄，在沒有症狀的情況下，空間內的肌腱、韌帶、滑液囊乃至於骨頭都可以各司其職，相安無事。但是若有任何造成空間不足的狀況時，就會擠壓到各種組織而造成疼痛。什麼狀況會造成空間不足？太多原因，包括：

- 經常須做手臂抬高的動作，例如掛衣服、漆油漆、釘板模、打排球等慢性擠壓。
- 猛力投擲或撞擊造成腔內組織傷害而急性水腫或出血。
- 棘上肌長期使用累積舊傷而水腫。
- 旋轉肌腱受傷變弱，上舉時肱骨頭過度向上移位。
- 肩峰下滑液囊發炎腫脹。
- 肩峰鎖骨關節退化產生骨刺，特別是先天肩峰有向下勾的結構的人。
- 旋轉肌腱有鈣化結塊，容易刺激內部水腫。
- 肩峰喙突韌帶發炎或肥厚。
- 肩關節囊緊繃以致肱骨頭習慣性的往肩峰夾擊。
- 肩關節部位長各種腫瘤……等等。

肩膀抬不起來

無論急性慢性、內部外部、靜態動態的傷害，都可能造成肩峰下空間配置失衡，在空間競爭之下，軟組織被骨刺、疤痕組織、水腫出血等強硬份子過度壓迫，紛紛棄守職務，導致肩膀抬不起來，並且向身體中樞腦部發出痠脹痛感的警訊，尤其是在旋轉肌要活動時，或是睡覺側身壓迫時；通常這也是病人注意到肩膀出狀況，開始就醫的時候。

病人肩膀外展時的「疼痛弧」

門診檢查時，會發現病人肩膀外展時有所謂的「疼痛弧」，就是在外展 60-120 度之間，會有疼痛、這時候肩峰下腔空間最窄；過了 120 度之後，又比較不痛，因為肱骨頭向下滑動，肩峰下腔又比較大了。也有些病人因為疼痛形成關節外展角度受限；用手按壓肩關節後側、及肩峰鎖骨關節附近時會有疼痛。尼爾氏測試以及霍金甘迺迪氏測試，（請參考第三章）多數也都呈現陽性的疾病症狀。

合適的治療立基於正確的診斷

慢性疼痛的病人，會因為長期不敢動而有肩膀後側的肌肉萎縮現象。X 光檢查通常都看不出異常，除非有懷疑肩峰鎖骨關節退化或是肱骨骨折，軟組織超音波則比較能夠看到前面所說的肌腱韌帶或滑液囊的撕裂傷、水腫、肥厚、鈣化等等病變。因為超音波兼具沒有放射線的安全、非侵入性、儀器簡便較不占空間，門診也可以做，且可以用各種角度檢查不同部位、並且可導引注射治療等優點，對肩夾擊症候群頗值得採用。

合適的治療立基於正確的診斷，若是：

突發性疼痛

例如投擲東西後的疼痛，先採取冰敷、休息、口服非類固醇消炎止痛藥、經皮電刺激止痛、低能量雷射等治療。

慢性疼痛

可以用熱敷、超音波短波等深部熱療、干擾波電刺激

等儀器治療，並加上關節活動運動，及在不痛範圍內拉筋及加強肌力等運動。若是超音波檢查有滑液囊的積水，則可考慮予以抽出；若有棘上肌腱撕裂傷，則可視程度施打玻尿酸或是少量類固醇，以減少發炎疼痛。當疼痛消失並且關節活動度大部分恢復時，就以較高強度、較快速的肌力訓練為主，並可逐步開始運動的練習。手術治療只在肩峰關節骨刺引起較嚴重的旋轉肌腱撕裂傷、關節盂撕裂、保守治療三個月以上無效、產生嚴重的沾黏性關節囊炎，如冰凍肩等時刻，才考慮實施。

旋轉肌腱的撕裂傷

　　肩關節是人體最忙的關節，而坐鎮在關節的核心，促動並穩定軍心的主角，就是四條旋轉肌──棘上肌、棘下肌、肩胛下肌以及小圓肌。

　　超音波或是核磁共振檢查，可以分辨旋轉肌是部分撕裂傷、全層撕裂傷（指整層撕裂，但是肌腱仍與肱骨相連）或是全層撕裂傷加上肌腱與肱骨完全斷離，也可以算出撕裂傷的大小、並且偵測出有無鈣化或積水等。

影像檢查只能反映組織是否有損傷，或曾經損傷過，並不必然是引起病人「現在症狀」的唯一原因，要如何治療？仍然需要醫師仔細的分析病史和理學檢查，並協助排除其他可能原因，例如頸椎或是神經所引起者。

旋轉肌袖

棘上肌、棘下肌、肩胛下肌、小圓肌，這四條肌肉，由肩胛骨的上下內外側分別出發，到肱骨頭附近會合，組成了「旋轉肌袖」，附著在肱骨的大小粗隆上。

旋轉肌袖走在三角肌和肩峰下滑液囊的下方，與肩關節囊，一起融合成肩膀的活動端，就是肱骨頭的包覆層。近年由於電子用品的廣泛使用，過勞引起的旋轉肌腱傷害比率，跟運動受傷已經不相上下。雖然旋轉肌袖撕裂傷嚴重者（大於 1 公分以上，也有人認爲 1.5 公分以上）或是斷離者，可以考慮手術修補，但是多數情況仍然以保守治療爲主；甚至有的研究認爲：開刀的成效，其實跟不開刀

並沒有統計差異。

　　任何肩膀的活動都是由旋轉肌袖來固定肱骨頭，以提供前臂和手部穩定的基礎，這麼頻繁的收縮，也就潛伏了高頻率的受傷危機。

　　很多較為慢性的小傷，都由肩關節「自行吸收」，也就是說旋轉肌袖養傷時，由其他輔助肌肉例如三角肌，或肱二頭肌等來代班，所以旋轉肌袖經常會有明顯的或潛伏的受傷；其中撕裂傷的發生率，據統計達 5%-40%，年紀越大發生率越高。

人體正面旋轉肌袖撕裂傷↓

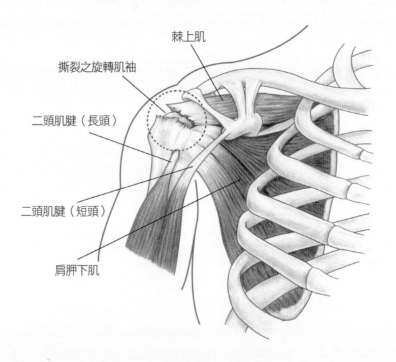

棘上肌

撕裂之旋轉肌袖

二頭肌腱（長頭）

二頭肌腱（短頭）

肩胛下肌

棘上肌

附著在大粗隆上方的，是「棘上肌」，負責肱骨的外展（向外 0-30 度為主）。

四條旋轉肌腱中最常受傷的仍然是棘上肌，因為路徑穿過肩峰下腔，已經是肩夾擊症候群的主要受害者了，又加上肌腱也是旋轉肌袖的要角，負責啟動肩膀外展，而且因為在肩膀轉角處，棘上肌收縮時，肌腱必須轉 90 度拉動手臂，肌腱在肱骨大粗隆附著點的受力也特別大，所以旋轉肌袖撕裂傷，也大多是發生在棘上肌的肌腱。

病人會有肩膀部位的痠痛感，睡覺時或是活動時，例如晾衣服、穿套頭衫，都可能產生不適，也會有肩膀外展或彎曲時覺得無力感。不一定會有很明確的傷害事件，才產生症狀，因為常常早就累積不少舊傷。特定的工作與運動模式，比方常舉手過頭，或是抽菸、糖尿病患者，都會增加撕裂傷的發生機會。

「棘下肌」及「小圓肌」

附在大粗隆後及下方的，是棘下肌以及小圓肌，都負責肱骨的外轉。

肩胛下肌

附著在小粗隆上的是「肩胛下肌」，擔任使肱骨內轉的工作。

初期的保守治療

仍然是以減輕疼痛爲主，內容也不外乎口服、局部塗貼止痛藥、冷熱敷、電療、超音波、雷射等等。

超音波導引注射

注射的內容包括玻尿酸、血小板、類固醇、麻醉劑乃至於高濃度葡萄糖等等，同時若有鈣化硬塊的話，也可以予以戳碎。

恢復關節活動度、肌力，及預防復發的衛教

可以用鐘擺運動，或是器材輔助運動，來達成肩關節的正常活動角度；一旦無痛的活動角度達到了，就可以著重在肌力的加強訓練。

運動原則

等到肌力達到受傷前的水準時，再進行競賽訓練；預防保健方面應該避免肩膀的過度操勞，包含靜態姿勢的維持，並減少會引起疼痛的動作，如有疼痛，就趕快冷敷或熱敷並且讓肩膀休息，平時要有適當的肩部運動，來維持肌力與關節柔軟度。

冷敷或熱敷原則

急性受傷 1-2 天內可以採用冰敷，或者是肩膀局部摸起來有紅腫現象，也建議採用冰敷；其他一般時候，則建議使用熱敷，促進局部循環，組織癒合，且有緩解疼痛的功用。

滑液囊，
骨骼肌肉間的潤滑、避震

　　肩關節共有大大小小八個滑液囊，是身體上滑液囊最多的關節；這些滑液囊，就是肌肉活動時與骨頭之間的潤滑及避震組織，雖然不像骨骼或肌肉一樣是動作的主角，卻扮演整個動作中不可或缺的串場角色。一旦滑液囊發生病變，失掉潤滑功能時，病人在門診的症狀主述常是：「動作會卡卡的，也會痛」

　　這八個滑液囊中，最大的就是三角肌下的滑液囊，也是前中後三角肌（形成肩膀外上緣形狀的肌肉）收縮時，介於肌肉與肱骨之間的襯墊，並且常常與肩峰下滑液囊合為人體最大的滑液囊，同時還跨過肩關節的上方。

滑液囊過勞會引起發炎反映

　　滑液囊會因為受傷、感染、慢性刺激而引起，如果過

度使用肩膀的三角肌，例如做高爾夫球揮桿或是漆油漆的動作，就容易因為滑液囊過勞而發炎。

　　剛開始的症狀就是滑液囊會有組織液堆積（一般通稱叫積水），到了變成慢性的發炎時，就會因滑液囊細胞以及膠原纖維增生而肥厚變硬，當然這個時候也就失掉它的潤滑功能了，於是就會產生卡卡的狀況，肩膀往外展或是上舉時會有擠壓到腫脹滑液囊的疼痛，水平向內收（上臂跨過身體中心線）時，則會因滑液囊缺乏延展性而感覺緊緊的施展不開。如果放任不管，則久而久之肩關節逐漸產生沾黏，就發展成冰凍肩了。當然，滑液囊炎也很有可能與其他的肩膀病變共同發生，例如長期用力投球時，就容易發生肩夾擊症候群、旋轉肌袖撕裂傷，以及滑液囊炎。

　　病人的症狀主要就是：肩膀抬起或內收的動作，例如梳頭時，會僵硬、卡住或是疼痛，有時候疼痛還會傳導到手肘的部位。因為是滑液囊的發炎，所以就常會在晚上血液循環較慢、滑液囊沒有活動而無法排水的情形下產生疼

痛，側睡壓到患側時尤其明顯疼痛加劇。

當檢查按壓到肩峰或是三角肌部位時，會產生疼痛，比較厲害的發炎也可能會局部腫脹。滑液囊的腫脹也會因為肩峰下腔的空間排擠效應，而擠壓到旋轉肌腱（尤其是棘上肌），所以常常會與肩夾擊症候群同時存在。請病人外展手臂時也會有「疼痛弧」的現象。

軟組織超音波檢查，仍然是滑液囊炎最值得推薦的檢查，除了可以看出滑液囊的積水或是增生肥厚之外，還可以同時檢查是否有旋轉肌袖的撕裂傷或鈣化等其他狀況，更可以在發現積水時，用針筒抽出堆積液體來減壓，並且檢查是否有細菌感染或是尿酸堆積等病變。肩三角肌及肩峰下滑液囊炎，如果積極治療大多可以在數周後改善。

人體正面的三角肌滑液囊炎↓

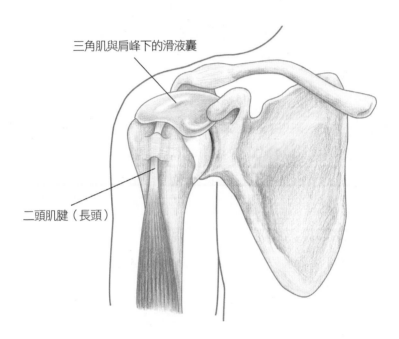

三角肌與肩峰下的滑液囊

二頭肌腱（長頭）

肱二頭肌
手肘或肩膀動作都參與

　　肱二頭肌位於上臂的前內側，也就是俗稱的老鼠肌或是小老鼠肌，顧名思義可知道它有兩個頭，一個長頭一個短頭，長頭在外側邊，起始於肩關節盂上緣，向下穿過關節囊到肱骨的二頭肌溝，短頭在內側邊，由肩胛骨的喙突起始，向下進入肱骨的二頭肌溝；兩個肌腱從肩膀上往下開始發出一群梭狀的肌肉，沿著肱骨（上臂骨）前方，跨過肘關節，最後固定在前臂的橈骨頭處。

　　肱二頭肌主業是負責肘關節彎曲，例如吊單槓時引體向上的動作，副業是幫忙肩關節的彎曲，例如手臂上抬。兩邊的業務都很繁重，只要有手肘或是肩膀的動作肱二頭肌都要參與，但是肱二頭肌的肌肉集團，都在上臂的中下段，方便拉動肘關節，由這裡施力。

　　要拉動肩關節彎曲，都得靠長頭大約11公分長的肌

腱作為拉繩，以肩關節盂附著處為支點，像縴夫一樣遠遠地拉動肩關節抬起來，又有點像攀岩拉著繩子，帶動身體向上，可想而知受力最大的地方，就是肩膀肌腱的起點處，而且動作中肌腱常會與骨頭或肩關節組織摩擦，尤其長頭肌腱，在肱骨頭大小粗隆之間，有一個橫韌帶固定著，又兼負有規範肱骨頭在肩關節活動時不致脫軌的責任，所以肱二頭肌的上段兩條肌腱，可說是任重道遠。

如果肩部的主要肌肉旋轉肌袖出了問題，或是有肩夾擊症候群時，肱二頭肌就更要負責代償肩關節彎曲以及穩定肱骨頭的重要任務，當然跟著受傷的機會，也就大幅提高了。

肱二頭肌的肌腱炎

大多發生在經常需要手提重物或是舉臂過頭的活動，例如投球、游泳、體操、網球、標槍……等運動，或是長時間提物，如提菜、3C 族日以繼夜玩手機、推拉較重貨物等等動作。急性受傷有時也會有肌肉的撕裂傷，慢性受傷則大多是上段的肌腱部位磨損所致。

症狀是肩膀前或外側會隱隱作痛，尤其是手臂抬高時

更痛，有時疼痛也會傳到上臂的肱二頭肌處，也有些人在抬肩膀時會有喀喀響的感覺。按壓肌腱部位會引發複製相似的疼痛。誘發測試如史畢茲測試以及優格森測試（請參閱第三章）都會呈現陽性結果。

　　X光檢查對肌腱病變較無幫助，除非懷疑有骨折等病變，核磁共振檢查又過於大材小用，所以還是以軟組織超音波檢查最爲恰當，在急性期可以看到肌腱的外鞘積水、腫脹、血流增加，也可檢視二頭肌肉、肌腱或是肱骨頭橫韌帶有無撕裂傷，慢性期可能看到腱鞘增厚、形狀不規則或是鈣化等等。

　　非手術的保守治療仍是優先的選擇，方式包括休息、冷╱熱敷、避免不當動作、口服藥物或是局部使用非類固醇藥物、電療可消腫止痛、超音波可減輕沾黏、低能量雷射則減少發炎等等，都能有效減輕症狀。對於水腫較嚴重者可在超音波導引下抽出腫脹液，類固醇注射則盡量避免。復健運動手術治療，包括傳統開刀或是關節鏡手術，用來處理肩峰下空間狹窄併發肱二頭肌病變，或是將滑脫的長頭肌腱予以清理固定。

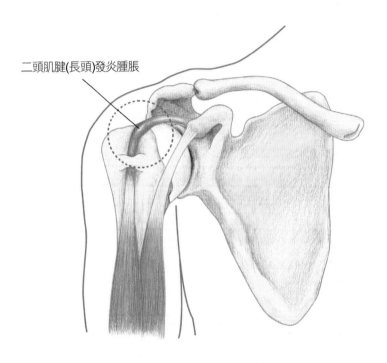

人體正面肱二頭肌的肌腱炎↓

二頭肌腱(長頭)發炎腫脹

鈣化性肌腱炎
動也痛，不動也痛

　　肩膀的疼痛，大約有一成病人是鈣化性肌腱炎所引起的，但並不是有鈣化就會疼痛，X 光檢查肩膀肌腱有鈣化斑塊的病人，大約只有五成會引起疼痛，也就是說有大約一半的病人的鈣化是沒有症狀的，必須要注意分辨以免找錯對象。鈣化性肌腱炎若是引起疼痛時，則常常都是很劇烈的疼痛，疼痛指數可能高到 8 分（滿分 10 分的痛苦，最為人知的是分娩痛）；鈣化性肌腱炎動也痛，不動也痛，讓人苦不堪言。

　　造成鈣化的原因仍然眾說紛紜，有說是肌腱受傷或退化引來鈣質堆積（退化性鈣化），也有說是肌腱細胞受到刺激，想轉化成軟骨細胞、但是沒有轉成功，過程中引起的鈣沉積在吸收時產生的劇烈刺激反映性鈣化。鈣化斑塊可能軟如牙膏，略硬者如粉筆，也可能硬如石塊。最常發

生在 40-50 歲左右，女性發生機率大於男性，其中約有 20% 的病患是雙側肩部皆有鈣化，發生位置仍由棘上肌蟬聯第一，占了八成。

鈣化形成期

鈣化的大小與肩部的疼痛關係不大，真正與疼痛較有關係的是鈣化目前是否處在吸收時期。鈣化可以分為形成期及吸收期。鈣化在形成期時，可能會造成慢性疼痛，且鈣化會造成夾擊症候群，造成肩關節在某些活動度受限，病人會覺得卡卡的，有時候鈣化造成的摩擦會造成滑囊發炎，而有滑液囊發炎的症狀。

鈣化吸收期

會造成劇烈、令人無法忍受的疼痛，病患可能會痛到手臂完全不能動，鈣化進入吸收期後，造成的疼痛多半會持續約兩週左右，這段時期鈣化會逐漸被吸收，疼痛也會漸漸好轉。慢性的鈣化若有疼痛，程度較輕，但是可能持續較久。

鈣化的治療

　　X 光檢查大致就可以看到鈣化斑塊，形成期的斑塊邊緣較清楚，吸收期則邊緣較模糊而不規則；軟組織超音波檢查則能夠更進一步看到鈣化所沉積的肌腱、及鄰近組織的發炎反映。

　　在治療上，針對吸收期鈣化造成的極劇烈疼痛，治療目標主要在於止痛，等待鈣化自行吸收。口服消炎止痛藥或止痛效果較強的麻醉藥品、止痛劑有助於減輕疼痛，另外也可在超音波的導引下，將類固醇注射到鈣化周圍及滑液囊，以迅速減輕疼痛。

　　一旦鈣化進入吸收期後，鈣化在幾週內會逐漸地被吸收，隨著鈣化逐漸吸收病人的疼痛會逐漸地緩解。至於形成期的鈣化因為疼痛較輕微，且有可能自行痊癒，所以通常採取保守治療例如超音波或口服藥物等。

▼肩部背面肌腱鈣化

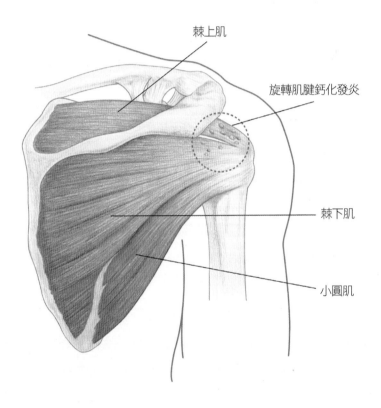

棘上肌

旋轉肌腱鈣化發炎

棘下肌

小圓肌

肩部肌腱鈣化，每年約只有 3% 的病患鈣化會自行吸收，疼痛持續較久病人，則可以考慮用反覆穿刺治療，利用超音波的定位，在超音波引導下，利用針頭多次穿刺、擊碎鈣化並可抽吸部分鈣化物。反覆穿刺後會造成局部發炎的反映，因此接受治療後的前一週可能會有疼痛加劇的現象，一般而言，反覆穿刺治療的成功率約七至八成左右；震波治療也有相似的有效率。

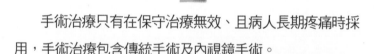

手術治療只有在保守治療無效、且病人長期疼痛時採用，手術治療包含傳統手術及內視鏡手術。

傳統手術較可以完全清除鈣化，但內視鏡手術傷口復原較快，手術治療的成功率雖高。但不管是用傳統手術或內視鏡手術，皆有可能造成冰凍肩的併發症，且術後亦需要長時間的復健，所以手術應保留為治療鈣化性肌腱炎的最後手段。

復健運動方式與棘上肌夾擊或撕裂傷後的運動治療相近，目標都在不痛情形下，恢復關節活動度及肌肉力量。

冰凍肩
造成肩膀沾黏與失能

　　肩膀最常發生的病痛如夾擊症候群、旋轉肌腱裂傷、滑液囊炎、肌腱炎等，若是經過早期妥善的治療，大概有八到九成的病人可以恢復正常。然而仍有少數情況會演變成肩膀的沾黏與失能，也就是所謂的「冰凍肩」，正式名稱叫「沾黏性肩關節囊炎」。

　　冰凍肩在一般人的發生率大約3%，以40歲到70歲較為常見；患有糖尿病、類風濕關節炎、中風、乳房或肺部動手術者比較會發生。

　　臨床上大致可以將冰凍肩分為疼痛期、沾黏期與恢復（解凍）期三個階段，每個階段各占數周到數個月，所以

冰凍肩的病程可能長達好幾個月甚至數年。

　　理學檢查會看到病人主動往各方向活動時，有不同程度的受限，醫師扶著病人的上肢做被動活動時，也一樣有阻礙，代表動作受限是因為肩關節沾黏所致。冰凍肩因為主要是關節囊的攣縮或增厚，是屬於臨床判定的診斷，所以在常規的 X 光檢查是較看不出典型病變的。

　　慢性的冰凍肩有時 X 光可以看到肩胛骨以及肱骨頭的骨質流失，另外有時為了排除骨折、脫臼、鈣化或腫瘤等狀況，醫師會開立 X 光檢查；軟組織超音波以及核磁共振檢查也只能幫助看出部分關節囊變化，超音波在急性疼痛期可以測到關節囊處的血流量增加；若要看到關節囊的縮小情形則需要靠關節腔攝影確認。

減少沾黏、增加活動角度的療法

　　冰凍肩有大部分是前幾篇所介紹的各種病變惡化所導致的終極路徑，所以其治療也是集各種肩部疼痛治療方法的大成，疼痛期的治療大致上與其他肩痛相同，較為特別的是在沾黏期與恢復期，多了各種減少沾黏及增加活動角

度的療法，包括：

徒手療法

用不同手法活動肩關節，有很多種派別，並且須配合運動治療。

運動治療

運用主動拉張，重力、彈力、阻力等方法放鬆肩關節，也可以加入日常活動或是運動來增進功能；若能認眞執行運動治療，一般而言大約八成以上的病人都會明顯恢復；但是仍有少數病人進展不理想，須接受下一步治療。

類固醇關節注射

在關節囊還沒硬化之前進行較爲有效，但考量類固醇副作用的關係，注射頻率不能太高，每年同一關節注射不要多於三次。

麻醉後扳動關節

讓病人進入麻醉狀態，再用大力扳動肩關節到接近正

常角度，可以拉開沾黏，但也可能連帶傷到關節囊，術後仍須復健，以避免再度沾黏。

肩關節擴張注射

是在肩關節腔內，注射入大量的液體，撐開關節囊來達到肩關節擴張的效果，可以降低五十肩病患的疼痛及增加關節活動度。注射的物質主要是生理食鹽水混合些微類固醇，亦可使用生理食鹽水混合玻尿酸。由於注射入的液體較多，注射時可能比一般肩關節注射較有緊、脹的感覺。為求準確注入關節，使用軟組織超音波導引較為安全。

手術治療

若是上述方法都無效時，則可考慮使用關節鏡或直接手術來切除沾黏太緊的部位。

肩胛上神經阻斷

疼痛嚴重的病人，可將肩胛上神經暫時或長期阻斷，可以減輕肩關節部位的疼痛感覺，方法可用麻醉藥、酚劑

注射或是射頻燒灼，也是用超音波導引進行比較好。

　　雖然冰凍肩的病程很長，但是根據之前的追蹤研究，兩年之後，大部分病人都可以恢復到接近正常的肩關節活動角度以及日常生活功能，如果積極就醫，認真運動，應該都可以縮短病程，提早讓肩關節脫離被束縛的困境。

　　正常的肩關節囊，有適當的彈性與血流↓

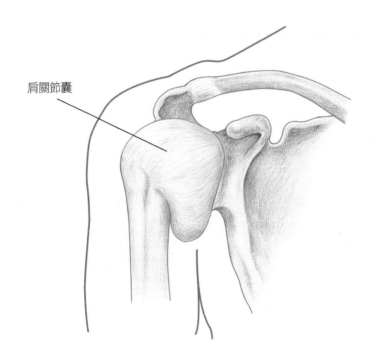

肩關節囊

急性期的冰凍肩，關節囊發炎腫脹充血↓

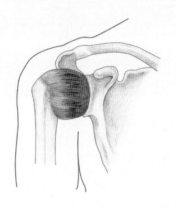

冰凍肩的關節囊攣縮、沾黏↓

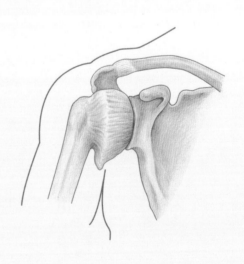

第六章

肩痛的運動治療

被動與主動的運動方式

　　講到運動，就要考量很多因素，包括病變的急慢性時程、位置、影響範圍、損傷性質、嚴重度、病情發展、治療進展、留存的功能、其他身體狀況、環境配合情形、病人的運動意願以及接受程度等等，才能夠開始選擇最恰當的運動。

　　運動又要規劃最適合的模式、強度以及時間，特別是肩膀活動角度大、參與肌肉多，所以查詢網路時可以找到非常多的運動建議資料，但是要設計出適合病情現況的運動就必須了解一些原則，並與醫師或治療人員討論，才有可能達到理想的效果。

由外力來幫助病人的「被動運動」

　　自己不出力或是沒有辦法出力時，由外力來幫助病人

運動；稱為「被動式運動」。外力可以來自治療師、家人或照顧者、自己另一邊健側的上肢、身體其他部分或是其他儀器。動作的目的可以是減輕疼痛、減少腫脹、減少沾黏、增加肌腱韌帶延展性、維持／恢復關節正常活動度、預防組織攣縮等等；其實這些狀況都是互相關聯的，唯有活動才能避免進一步的惡化。

　　舉例來說，為了幫助急性旋轉肌腱斷裂的肩膀維持柔軟度，在不會引起疼痛的情形下，可以由治療師或教導家人扶著病人的上臂及前臂，做抬起肩膀的被動運動，每次10下，每天3回。

　　同樣動作也可以由病人另外一隻手扶著患側作，也可以藉由滑輪由好手帶動患側做，也可以用患側的前臂撐著牆壁或扶著指梯來做；現代科技也有能力使用機器手臂，幫助病人來做被動運動。

　　牽拉的被動運動，以達到緊繃但不造成明顯疼痛為原則，遇到阻力限度時就停在該角度，維持約3-10秒鐘，每回5-10次，每天2-3回；有時候在進行被動活動時醫療人員會加上一些手法治療例如按摩、規律性的震動、軟組織鬆動術等，也可增加療效。

要注意的是被動運動並不能加強肌肉力量，甚至也沒有阻止肌肉萎縮的功能。

被動運動另一種功能，是冰凍肩造成活動角度減少時，可以加上外力去突破組織的沾黏：

由旁人出力幫忙扳動↓

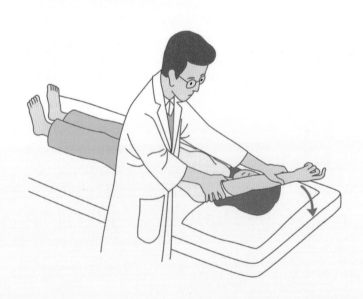

自己用滑輪、毛巾或
細棍由好手協助
拉動→

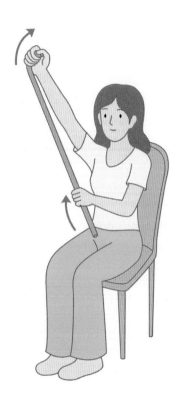

利用重物來撐開沾黏處 ↓

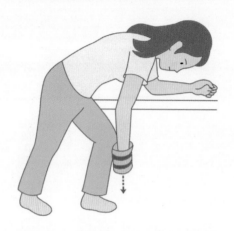

利用牆壁來撐開沾黏處 →

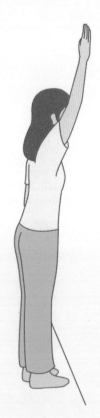

利用桌面來撐開沾黏處↓

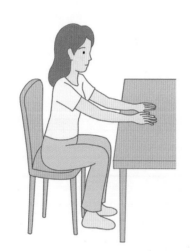

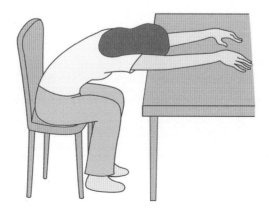

「主動運動」需要醫療人員指導

　　想要防止肌肉萎縮，進一步增強肌力，就必須要由肌肉主動出力，也就是「主動運動」。

　　主動運動需要醫療人員指導，病人在不痛的範圍內，做不同肌肉的收縮與放鬆動作，肌肉動作就會帶動關節，也就可以同時達到放鬆軟組織的效果。

　　主動收縮肌肉時，其實並不只是肌肉在唱獨角戲，其他的皮膚、血管、神經、關節、肌腱韌帶也都會全體動員起來，所以循環增加、腫脹與沾黏減少、修補功能改善、本體感覺促進、協調控制恢復、成就感提升……可說是好處多多。

　　在執行上，因為是主動運動，所以就必須考慮所要運動的肌肉群來設計動作，也要配合肌肉力量的現況來調整施力的大小與模式，例如等張收縮、等長收縮、等速收縮、向心收縮、離心收縮等等；並且適時加上不同的輔助

器材（有的是助力，有的是阻力，或是在水中作）來進行。
最重要的是要彌補肩膀病變所造成的功能缺失，強化整組
肩膀團隊中最脆弱的部分，例如是針對肌耐力差、還是協
調控制差、還是爆發力差。在這些多元因素的考量下，便
衍生出很多種不同內容的運動組套，有特殊狀況時甚至於
還須量身訂作。

從鐘擺運動開始

　　最簡單、最被廣泛使用的肩膀運動 ——「鐘擺運動」，另外有個名字叫作「寇德曼運動」，是為紀念提出本運動方法的寇德曼醫師而命名。鐘擺運動涵蓋了「要活就要動」的人生哲理，也符合了「要動、不要痛」的運動準則，動作又簡單。所謂「絕招無招」指的就如「鐘擺運動」，具有「隨時隨處做」的方便性，堪稱是所有肩膀運動中，空手拿分的經典代表。

　　鐘擺運動利用手臂的重量，藉助地心引力來運動，所以安全性很高。以不痛的範圍作停止點，所以每個人能做的角度並沒有特別規定，包括繞圈動作，有些角度可能會有點緊，但是經由重複的拉動，會逐漸緩解緊繃；且個人可以用自己的多天運動紀錄來，看看是否活動的角度有逐漸變大。

　　雖然進行鐘擺運動是多多益善，但是只要符合基本要求以上，倒是不需要強迫一定要做到幾百幾千次，因爲鐘擺運動是入門動作，常常會需要搭配其他的拉筋或肌力強化的運動，若是短時間一下子做太多次，即使是溫和的鐘擺動作，仍然有可能造成組織微小的傷害；對於比較壯碩的人，可以在手腕綁上一磅重的沙袋，也可以手握礦泉水瓶，來增加擺動時的動能。

　　鐘擺運動主要目的，主要是維持肩膀各種軟組織的柔軟度，動作的方向比較多，所以基本上可以活動到大部分的肌肉、韌帶及關節，但是並沒有特別針對特定的部位做運動。

　　因為主要是放鬆，依靠了重力的擺動，所以也沒有強化肌力的作用。鐘擺運動是以溫和的多方向動作，相對於其他針對局部沾黏大角度或強力牽拉運動，鐘擺運動對於沾黏的緩解效果，也會比較有限。

－鐘擺運動－

1 ● 身體前傾，用另一隻手扶著椅背，或是靠著桌面
　　支撐；這時患側的肩膀與手臂，會自然垂直懸吊。

　　● 身體前傾是為了讓出肩膀活動的空間，所以最好
　　能彎曲到90度，可以讓肩膀活動到最大的範圍。

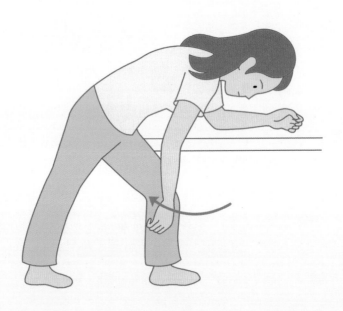

2● 利用身體重心一前一後的移動，帶動患側手臂跟
　 著前後擺動，像鐘擺一樣，在不會覺得痛的範圍
　 內，前後來回晃動。醫學名詞叫作「屈曲與伸
　 展」，手臂盡量放鬆，不要刻意出力。

● 每次來回 20 下。

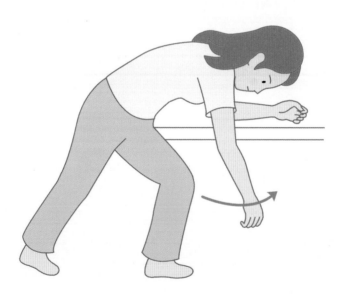

3 ● 手臂往左右方向水平擺動；醫學名詞稱作「內收
與外展」。

● 每次來回 20 下。

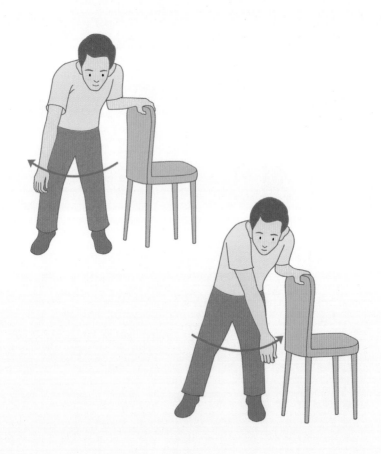

4 ● 在不會引起肩膀痠痛的前提下，也可以再加上順
時鐘以及逆時鐘方向的車輪旋轉動作，醫學名詞
稱為「繞圈」。

● 每天至少做 3 回合，如果體能與時間許可的話，
可以酌量增加。

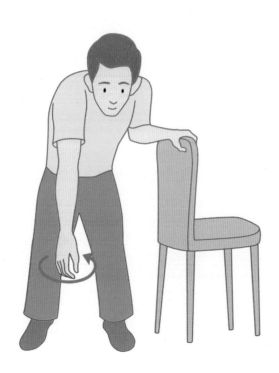

　　對於腰椎或膝關節狀況不好、血壓不穩、不耐久站或
是較為虛弱的老年人↓

　　可以調整前傾方式，改為俯臥在床邊，患側肩膀懸在
床外，也可以進行鐘擺運動，但是內收以及繞圈的角度會
受到一些限制。

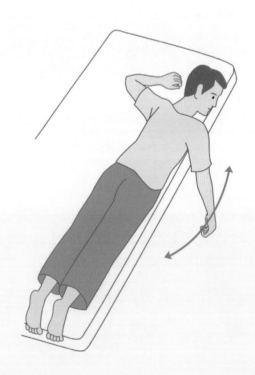

若是無法彎腰，站著做鐘擺運動↓

　　很像甩手動作，動作方向也只剩下前後擺動，即使如此，還是有很多人因為勤做甩手運動而對健康獲益良多，對於肩膀以及身體其他的效應就更值得期待了。

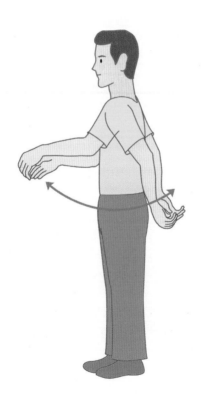

拉筋為主的肩膀運動

　　無論是疼痛以至於不敢活動，或是發炎產生內部的沾黏，如果沒有適當的治療時，最後就會造成肩膀的活動角度受限，即使經過治療疼痛消失了，也常會留有某種程度的活動角度不足的問題。反映在日常生活上就會有穿衣服或拿東西的不方便，嚴重一點的甚至於演變成全面性的肩關節囊攣縮沾黏，就是俗稱的「冰凍肩」，正式名稱叫「沾黏性肩關節囊炎」。

　　這時候除了復健治療使用熱療、電療、超音波以及手法治療之外，就只有靠病患自己鍥而不捨的去活動沾黏的部位，一點一點地把失去的活動角度練回來。如果沒有及時並且有恆的運動的話，許多暫時性的沾黏可能就變成永久性的，就好像水泥乾了之後黏性大增，到時候又要花費更多時間和資源去破壞再重建，所以肩膀的關節活動最好

先以「預防」的觀點早期開始，盡量不要等到明顯活動受限了才想到要做。

　　話說回來，除了很少數情況外，例如已經沾黏又一直沒有活動，或是骨頭神經破壞了；就算是很嚴重的沾黏，大多數也都可以經由持續運動，來獲得接近正常的肩膀活動狀況，也就是說除了一些極端的角度做不到之外，日常生活所需的肩膀活動角度都足以應付了。

　　拉筋為主的一些肩膀運動方法，須注意拉筋動作並不是越用力越好，有時候在不跟沾黏撕破臉、產生流血衝突的狀況下，利用軟硬兼施的慢工細磨，反而更能夠達到效果。所以拉筋動作中大多建議拉到覺得緊、但不覺得痛的範圍時，就停在那邊幾秒鐘，等到被牽拉的部位習慣現有的張力之後，再往更大的角度嘗試；或者是每次的動作都挑戰到極限、但是點到即止，利用多次重複的拉筋，讓緊繃的組織逐漸習慣該角度而軟化下來。

－爬牆運動－

標準作法：

- 使用固定在牆上的指梯，以患側手來自力救濟。

- 用手指的力量輔助肩部出力，沿著階梯往上抬高。

- 爬牆運動的頻率每天 2-3 回，每回 10-20 次。

- 方向可以是面對牆壁做肩膀彎曲的動作，也可以是
  側對牆壁做肩膀外展的動作。

面對牆壁
做肩膀彎
曲動作↓

側對牆壁，
做肩膀外展
動作→

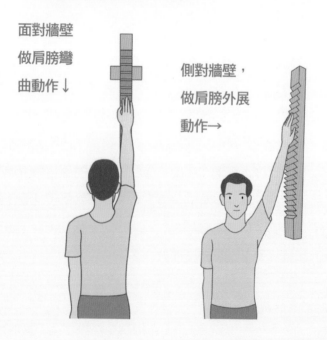

　　若是在家中，則可以變成直接用手指扶著牆壁向上爬行，在不痛的範圍內盡可能爬高，若是碰到極限時肩膀會比較緊繃，這時可以暫時停在引起緊繃之高度，維持牽拉的力道，繼續拉住約 3-10 秒鐘，再試試看，能不能再往上爬一點。

面對牆壁做肩膀動作→

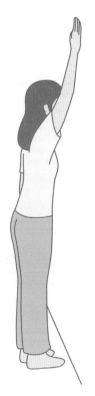

側對牆壁做肩膀外展的動作→

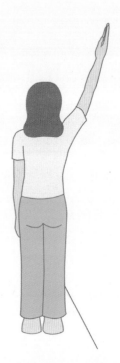

注意：

● 身體必須站直，避免藉著後仰或側彎等代償動作來
達到更高的高度。

● 可以利用小的便利貼紙，貼在牆上作為記錄每天進
步的標示，這樣每天都有破紀錄的期望，突破前一
天的角度後，也更會有成就感。

－毛巾操－

特別適合增進肩膀的內轉加伸展，及手向後背抬高的角度。

● 手向後背抬的角度。

● 用好側的手在上，將毛巾從背後下降，讓抬不起來的患側手抓住，接著再像擦背一樣用好手協助牽拉患側肩膀向上。

● 頻率也是每天 2-3 回，每回 10-20 次。

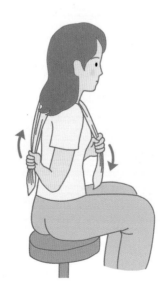

－雨傘操－

- 工具雨傘也可以用拐杖或細棍代替，兩手下垂握住雨傘兩端，用好手去牽動患側手。
- 若是要增加外展角度，則可以用好手往患側推動。
- 若是要增加外轉角度，則兩邊手肘彎曲90度，用好手推動患側手。

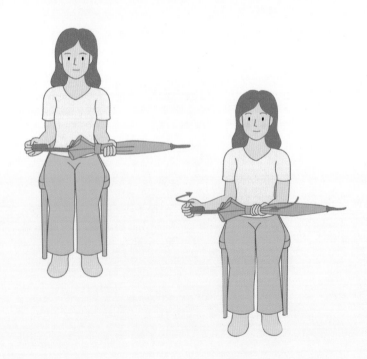

善用技巧和周遭環境，可以有很多種協助肩膀拉筋的動作，例如↓

- 坐著手向前，雙手放在桌面或床面上，身體前傾，可以增加肩膀上抬角度。

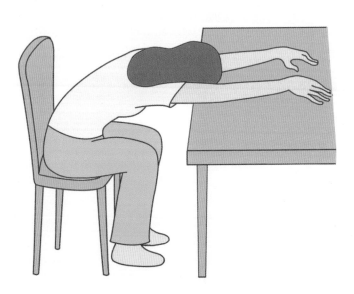

● 同樣姿勢，但是側向桌面，手肘彎曲90度，身體
　前傾，則可以增加外轉角度。

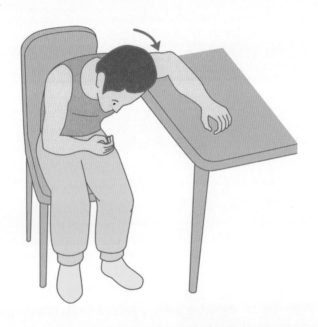

● 上臂夾住，手肘彎曲 90 度，用手勾住門框，可以
　增加外轉角度。

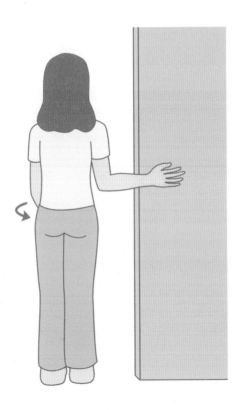

● 面對牆角，兩手臂外展，手肘彎曲，手心貼在牆面
  身體前傾，可以增加水平外展及外轉的角度。

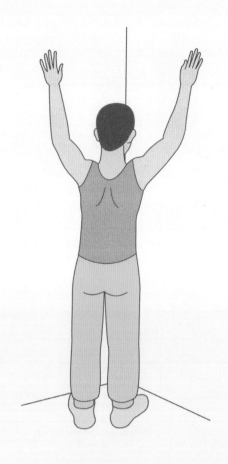

●同樣姿勢但是睡在床上，手臂外展九十度下，手綁
　沙包或握啞鈴，可利用啞鈴重量拉動外轉或內轉；
　增加外轉或內轉的角度。

1

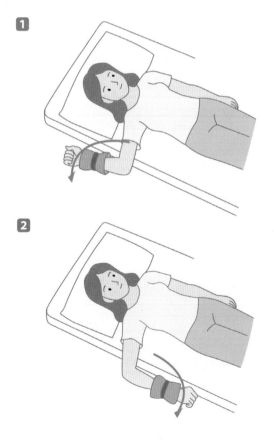

2

● 患側手抬到水平，用好側手頂住手肘向內拉，可以
增加水平內收角度。

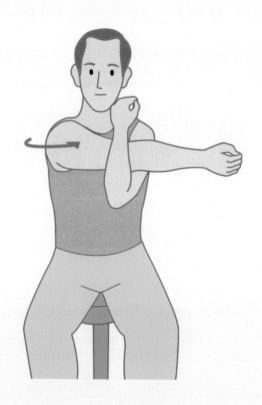

自己出力的肩關節活動

　　主動運動必須是有目的、有方向性、自己出力的動作，因為是自主的出力，所以比被動的運動多了一些優點，包括可以自己控制活動在不痛的範圍內、可以用多種方式來訓練肌肉的爆發力或是肌耐力、可以活化中樞神經系統的動作與協調功能等等。當然主動運動不會全是空手做，有時候肌肉力量不足或是過度用力會引起疼痛時，仍然需要利用一些工具或不同姿勢來輔助。

　　運動的重點就是患側的肌肉必須要出力，否則就只有拉筋放鬆的效果，如果力量逐漸恢復，也可以使用工具來製造一些阻力，以進行更高強度的肌肉訓練。

－肩關節「彎曲」運動－

肩關節彎曲的主要收縮肌肉是前三角肌、肱二頭肌長頭、胸大肌及喙肱肌等，正常的彎曲角度，是可以抬到180度。

採取坐姿↓

● 將患側肩膀自行向上抬高，理想目標是正常的180度。

● 動作中若是有疼痛不要忍痛勉強抬高，可以考慮用另外一邊的手協助、用兩手交叉互握，或是好手扶著患側手肘都可以。

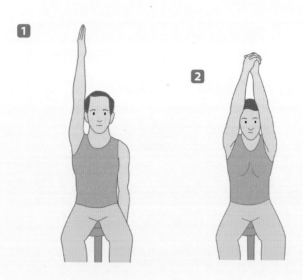

採取睡姿↓

利用上肢的重力來增加活動角度。

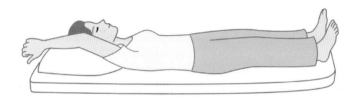

如活動角度不足，要增加彎
曲角度，可用桿子輔助，用
好手往患側推動→

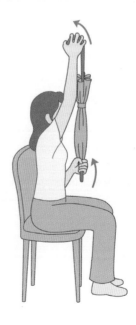

用繩子透過滑輪拉動↓

　　在醫院或診所中，可用繩子透過滑輪由好手來協助患側手，在家中則可以變通使用繩子通過掛鉤來拉動。

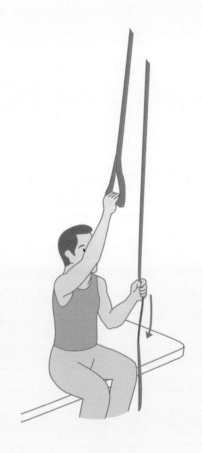

如果自行抬起來比較輕鬆時↓

● 可手綁沙包或握啞鈴來增加力量。

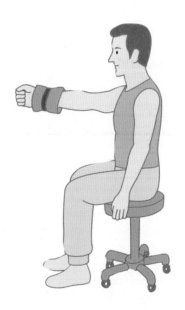

●也可以用彈力帶，一端固定在地上，用腳踩住或是
椅子壓住，手握帶子的另一端向上出力。

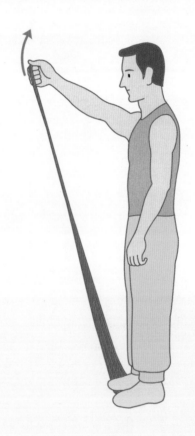

肩關節「伸展」運動

肩關節的伸展肌肉主要是後三角肌、闊背肌、胸大肌、大圓肌、小圓肌以及肱三頭肌，正常伸展角度可達到 45 乃至 60 度。

採取坐姿或趴睡在床上，患側手向背後抬↓

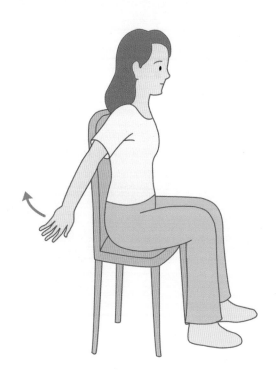

若是力量不足↓

可以用好側的手協助伸展，或是共同握住一根棍子向後抬。

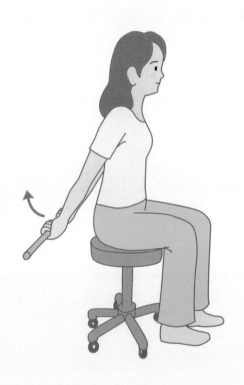

若是要增加強度↓

　可以加上啞鈴，彈力帶或是含重量的滑繩，例如將彈力帶綁在前方牆上或椅子腳，伸展時就會有比較大的阻力。

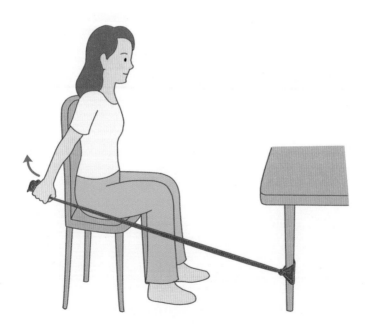

肩關節「外轉」運動

肩關節外轉的主要肌肉就是棘上肌、棘下肌以及小圓肌，其中赫赫有名的棘上肌也是最常受傷或被夾擊的肩部肌肉，正常外轉角度可到 90 度。

如果活動角度不足↓

上臂緊靠身體，手肘彎曲 90 度在身體前方，以上臂為軸心，將前臂往外側轉動。

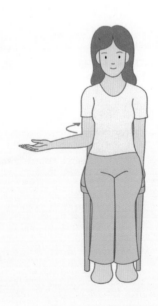

●可以兩手握傘或桿子，用好手推動患側手外轉。

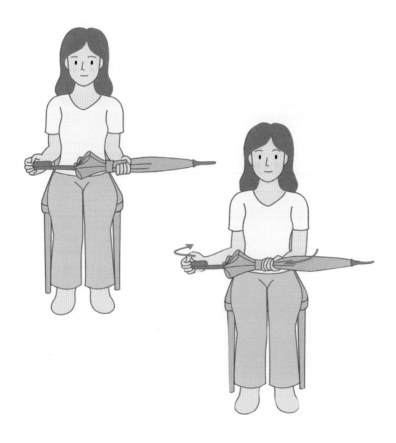

● 也可以在仰睡姿勢下，患側手綁沙包或握啞鈴來協
　助增加外轉角度。

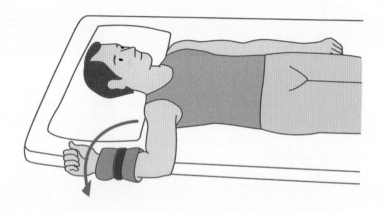

如果外轉力量不足趴著將上臂平放床上↓

前臂懸在床外時，空手或手綁沙包或握著啞鈴舉起，
也可訓練外轉肌力。

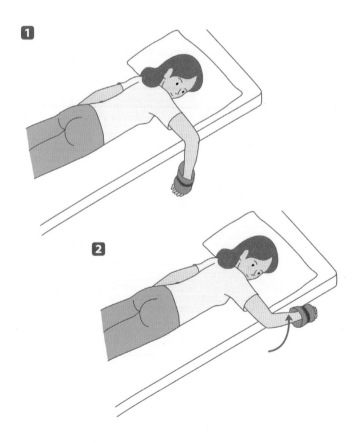

使用彈力帶來增加阻力↓

　　綁在健側邊，或是用好手握著，由患側手外轉拉動，或是兩手握住彈力帶，手肘緊靠在身邊，兩手一起外轉，增加外轉肌力。

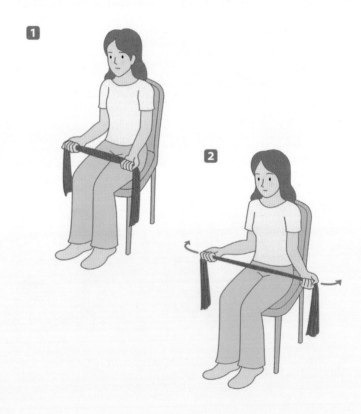

肩關節「內轉」運動

內轉運動主要肌肉是肩胛下肌，另外還有前三角肌、胸大肌、闊背肌、大圓肌等；正常內轉角度爲 70-90 度。

● 姿勢與外轉運動相同，只是用力方向相反；使用彈力帶時一端要固定在患側邊的外側。

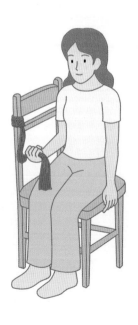
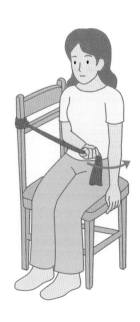

● 或是兩手各握彈力帶一端，繞過身體後面來訓練內
轉動作。

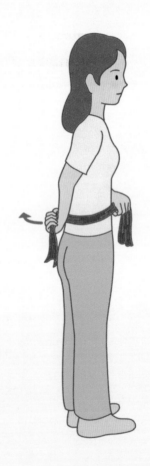

肩關節「外展」運動

外展前 30 度的主要肌肉是棘上肌，30 度之後由中三角肌接手，超過 90 度則有上斜方肌及前鋸肌加入，肩胛骨也會旋轉來幫忙，正常外展可達 180 度。

採坐姿或患側向上的側睡姿↓

● 將整條手臂張開，行有餘力，可以用啞鈴或彈力帶來增加強度。

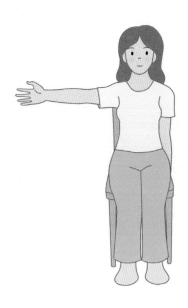

● 當外展超過 90 度時有的人會覺得肩膀卡卡的，這
　時候可將掌心翻轉朝上（肱骨外轉）便可順利舉起。

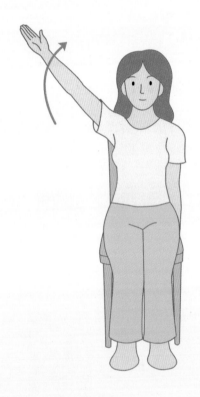

● 如活動角度不足，要增加外展角度，可用桿子輔助，
　用好手往患側推動。

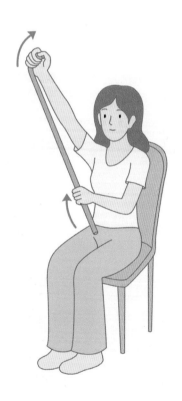

如果自行抬起來比較輕鬆時↓

可手綁沙包或握啞鈴來增加力量。

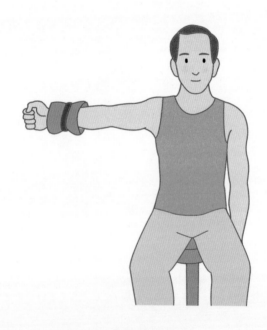

● 也可以用彈力帶，一端固定在地上，用腳踩住或是椅子壓住，手握帶子的另一端向上出力。

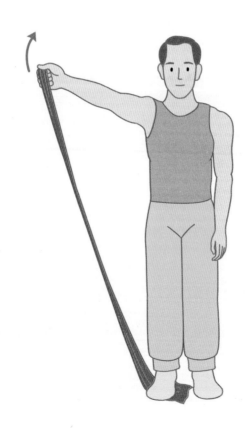

肩關節內收運動

　　肩膀有兩邊，過了中線就可以由對側代勞，所以對於內收的需求比較小，內收的角度也就只有 40 度，不過有很多動作，例如撐住身體時都需要內收肌群出力，所以內收肌都很強壯，主要的內收肌為胸大肌、闊背肌、大圓肌等，另外肩胛下肌也有參與。訓練方式類似外展動作，但是方向相反。

肩膀的協力肌肉群

　　肩膀在人體內不會獨自暴衝，內部肌肉的活動也幾乎都是團隊運作，很少只用到單一條肌肉的機會；因為肩膀的功能，就是要結合動作、力量與穩定度，協助手部能夠去執行身體所需的任務。肩膀的穩定度靠軀幹的肌肉來拉住肩膀，而手部的穩定度，就靠肩膀的肌肉群共同合作來提供。

　　前面介紹了肩膀各個方向的驅動肌肉，幾乎都是好幾條同時在負責，而且每條肌肉幾乎都不只負責一個方向的動作，目的就是發揮各個肌肉的協同作用，讓所做的動作能夠很平順。至於動作之中，哪一條肌肉要出力較多？哪一條可以出力較少？那就是我們的腦部根據任務的需要，利用複雜的神經網路計算判斷的結果。

肩膀肌肉發揮最佳功能，有賴全身一起幫忙

如果我們在肩膀的各條肌肉，貼上肌電圖記錄電極，可以發現在做某一方向的動作時，負責控制其他方向甚至於反方向的的肌肉，也都沒有閒著。甚至於身體其他部位的肌肉，也都有不同程度的活動，來共同做到理想的動作。從這些發現可以推知，要訓練肩膀肌肉發揮最佳功能，運動訓練必須要普及到左鄰右舍，甚至於遠親近鄰，都不能忽略。

肩膀的協力肌肉群，其實從身體核心就開始參與了，核心肌群包括腹肌、背肌、骨盆底肌以及橫膈膜肌。訓練得宜時，末端肢體肌肉就有比較穩定的動作基礎。再來是鄰近肩關節的肌肉，在肩關節運動時，會直接或間接的參與，例如頸胸椎旁肌、上中下斜方肌、菱形肌、闊背肌、大小胸肌、肱三頭肌以及一些上肢其他肌肉等等。

這些肌肉群加上肩膀本身的幾條重要肌肉，平時就有密切來往，共同執行各種任務，因為動作需求不同，這些肌肉就會輪流互相搭配，有時候當正派主角（促動肌）、有時候當反派主角（頡抗肌）、有時候當配角（輔助肌）、

有時候當路人甲（穩定肌），當有某一條肌肉或肌腱出現問題無法發揮功能的時候，別的輔助肌肉就會「廖化當先鋒」，被迫用比較沒有效率反而更費力的的方式，去達成中樞要求的目標。時間一久，輔助肌肉老是做吃力不討好的事情，也就會提早遞出辭呈；因此當做肌肉訓練時，耐力、爆發力、控制力，都必須被顧及。

決勝負的「肌力」

　　介紹了各種肩膀的肌肉運動，內容包括了被動、輔助主動、主動，以及阻抗運動。目的也包括了訓練關節活動度、肌肉耐力、肌肉控制力以及肌肉爆發力等等，這些訓練目的達到後，反映在實際生活上的現象是：

- 關節活動度好，讓肩膀可以搆到較遠的物品。
- 肌肉耐力可以讓動作做得更多次，或撐得更久。
- 肌肉控制力，可以使動作更精確穩定。
- 肌肉爆發力，讓肩膀可以發出更大的力量，或承受更大的負荷。

　　整合的成果就是應付日常生活所需更輕鬆，遇到特殊狀況也更不容易受傷。所以肩膀乃至於全身的肌肉運動訓練應該從平時就開始；只是有疾病時，訓練要更小心規劃並且更針對受傷部位來設計。

　　一般講的肌力，包括肌耐力以及肌爆發力，肌耐力好的話，可以承受較長的活動需求，例如跑馬拉松。肌爆發力好的話，可以做更快、更有力的收縮，例如跑百米或舉重。身體上負責肌耐力與爆發力的肌肉性質有點不同，分別稱為「紅肌」或叫「慢肌」，與「白肌」或叫「快肌」。身體各部位的肌肉通常是兩者兼具，只是因為任務不同，所以紅肌與白肌比例不同。

如何訓練肌耐力

- 負責肌耐力的紅肌，屬於「細水長流」型，訓練的重點是「低強度，高次數」。
- 負責爆發力的白肌，屬於「短暫爆發」型，訓練的重點是「高強度，低次數」。

肩痛之後的訓練以肌耐力優先，所以大多先用輕緩的動作，要避免受傷，所以每回做的次數在 10-15 下，但需每天多做幾回；肌爆發力則是加上重量或阻力，在不痛的範圍內，每回做 10 下以內，每天 2-3 回。

肩膀運動對肌肉訓練的效果

不同的運動，有不同的肌肉收縮方式，肌肉的收縮大概可以分為等長收縮、等張收縮、等速收縮。

- 等長收縮是「長度不改變」的收縮，例如肩膀向外張開去推牆壁，無論怎麼出力肌肉長度也不會改變，或是手拿著啞鈴不動，這種收縮對於肌力增強比較有效，但是用力較大時，容易憋氣影響心臟與腦血管。
- 等張收縮
  指肌肉收縮時，關節角度改變，但肌肉張力不變的肌力訓練。例如傳統手握啞鈴，做手肘屈曲的肌力訓練就是等張收縮。

● 等速收縮

指肌肉在相同速度下，做最大程度的收縮；這種肌力訓練方式，須在特殊設備才能實施。

肩膀復健運動，須視階段性的需求

肩膀復健運動有這麼多，是不是作越多越好？有作就有保庇？但運動訓練，都有其有階段性的需求，並不是看了就作，作了就期望很快就能脫胎換骨，哪個時期該做哪些運動？最好請教醫療人員。

有早期有疼痛時，要先維持關節柔軟度，最好用被動或是輔助性的運動；等到疼痛減輕之後，就可以進行主動以及輕度的肌力訓練。

當關節活動度恢復之後，便要著重於加強耐力及爆發力的肌力訓練；若身為運動員，甚至可以逐漸進入專業運動訓練。復健運動是循序漸進的，不是越多越好也不是作了就馬上有效。

五十肩的智慧醫療復健

五十肩的復健過程極為漫長，平均數月至兩年，文獻上甚至曾有紀錄復健時間長達七年的例子！

在這些漫漫的日子，極度的疼痛與不便如影隨形地纏著患者，可謂相當身心之煎熬，有些人甚至會產生「憂鬱症」；有些家屬也面臨相當大的壓力，想參與居家復健但又不知怎麼做，心情不免也籠罩在低氣壓。如何於這種艱辛的時刻──在復健的過程為患者注入一些歡樂，而且不單只是歡樂，也必須要有療效！

因此「結合先進的科技與復健醫學，創造居家復健平台，讓患者與家屬都很清楚在家中要怎樣接續復健」，這些想法都是北榮復健專業人員，在醫院與主管的支持之下，長久以來規劃與努力的方向。經過多年努力的耕耘，加上現代科技使得穿戴裝置進步神速，網路通訊無遠弗

屆，漸漸地有了智慧醫療復健系統的模式，可應用於五十肩的患者。

智慧醫療復健系統

簡單的說，就是復健專業人員親自設計復健軟體的內容，工程師完成遊戲軟體，透過非侵入性的感知穿戴裝置，正確地穿戴在患者身上，收集復健運動過程中的生理訊號（例如：肢體位置、動作軌跡、速度等等），加以客觀量化，並利用特殊方式分析，建構一個智慧型系統。

智慧型系統可以根據病患的復健歷程資料，進行自我學習並建立分析系統，也可以對日後類似病症的患者做出療效預測，與此同時不斷累積的大數據，也可以隨時回饋給系統，修正此特殊分析，使系統的預測精準度不斷提升。這種新穎的復健方式，便稱爲「智慧醫療復健」。

▼智慧醫療復健系統的首頁

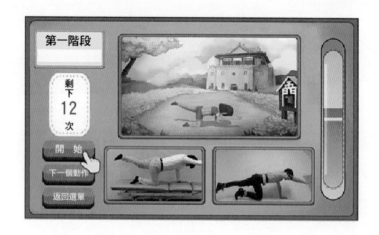

　　根據疾病的屬性，有些疾病只要到醫療院所處理後即可解決，有些疾病除了到醫療院所診治之外，更需要患者在家中繼續練習復健動作，才能達到更好的治療效果，不至於將整個病程拖延過久，五十肩這個疾病的屬性，就是屬於後者。智慧醫療復健系統，便非常適合導引患者在家中正確地完成復健動作，達到早日康復。

　　以五十肩為例，復健動作融入有趣的遊戲之中，患者不管是在醫療院所或居家，只要打開系統，就可以知道，

今天該做什麼動作，每個動作做幾下，每一下做幾秒，完全不用傷腦筋去記憶，之前「有教沒有懂」、「學了就忘了」的難題都可以解決，更棒的是這些動作，可都是復健專業人員為每位患者該階段量身選擇的。

進入系統前，患者先在醫療院所花半小時左右，學習如何正確穿戴感知器及操作系統應注意事項，回家後透過系統的互動功能，就可以即時導引每個人往正確的方向執行動作，並在螢幕上顯示復健動作的角度夠不夠。

每次執行復健完畢，系統會呈現該次與歷次的成績單，使患者更了解自己的復健狀況究竟是進步或是退步，畫面清楚易懂，就算不是醫療背景的家屬，也都可以輕易了解，進而參與整個復健過程，不再心有餘而力不足。

　　橘色為感知器示意圖，可以即時導引動作往正確方向執行，也可協助顯示復健動作的角度夠不夠↓

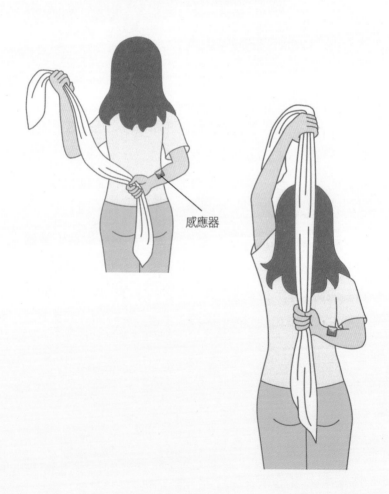

感應器

一定可以讓患者找出復健的時段

此外，就算子女在遠方工作或求學，只要當事者同意，透過網路，也可以快速地知道父母的復健進展。如果，患者本身是忙碌的上班族，忙到無法配合醫療院所的復健時間，也可以在幾次的看診之後，透過系統幫助，接續後續的復健動作練習，並可以把復健運動的時間，設在不干擾工作與家庭的時段，例如中午休息時、晚上 10:00-11:00，或是六、日，都是上班族最愛的復健時段；不會因為家庭事業兩頭燒，過久疏於復健，而延誤病情，小病釀成大病，最後變成個人、企業及國家的三失。

醫療人員透過電腦紀錄，也可知道患者回家後的復健情形：到底有沒有做？做得好不好？持續度如何？順應性如何？等等問題。在以往復健醫師及治療師因為無法得知居家復健的情形，只能採信患者單方面的描述，正確性如何也無法獲得證實，但若透過智慧醫療復健系統，分析患者居家運動過程中的生理訊號，醫療人員可以完全非常清楚患者是否做了復健運動？做得如何？

客觀量化的數據，能幫助適時調整運動處方

有了客觀量化的數據，可以更加適時地調整運動處方，一方面讓患者更明白每階段的復健目標，另一方面也更提升專業角色。根據過去初步的研究，在五十肩患者的身上使用智慧醫療復健系統，相同的復健時間下，呈現更多的進步，間接地可縮短整個復健療程，連帶的也可減少健保的支出；這些患者在智慧醫療復健系統的協助之下，也都有客觀的數據可以讓醫療人員掌握。在經過一段時間多數患者使用後，不斷累積的大數據也可以回饋給系統，使系統對療效的預測能力提升，這也會是將來醫療人員可以協助患者規劃復健療程的一大參考利器。

對於偏鄉與離島醫療資源較為不足的地方，智慧醫療復健系統如果接上雲端技術，就可以實施遠距復健，經醫療人員診治後，判斷患者適合遠距復健，便可透過智慧醫療復健系統，醫療人員從遠端協助患者在家或機構中，正確地繼續練習復健動作，也可以透過回傳的生理訊號，適時地調整運動處方，在離島缺乏復健醫療人力的時期，提供適時的支援。但在本島非偏鄉之處，目前現行法規對處

方及醫療責任尚未釐清之前，本島實施遠距復健的構想，其可行性尚有待行政程序的突破。

「在家中延續復健練習，又不至於與專業人員失去連繫」、「在漫長的復健過程注入一些歡樂，歡樂之餘更要有效」；患者與醫療人員共同的夢想，透過智慧醫療復健系統，即將美夢成真。

國家圖書館出版品預行編目(CIP)資料

您的肩膀，50歲了嗎 / 詹瑞棋,王嘉琪,
李思慧作.-- 初版 . --臺北市：大塊文化,
  2015.12
  面；　公分 .-- (care；40)
  ISBN 978-986-213-674-4（平裝）

  1.冰凍肩 2.復健醫學

416.613   104026030

CARE

Good Care ,
Good Living

CARE
Good Care ,
Good Living

CARE

Good Care ,
Good Living

CARE

Good Care ,
Good Living